歯科医院経営実践マニュアル

驚異のミーティングで医院経営が変わる

㈱デンタル・マーケティング
代表取締役 寶谷　光教　著

㈻産業能率大学総合研究所
主幹研究員 大崎　政雄　著

クインテッセンス出版株式会社　2008

Tokyo, Berlin,Chicago, London, Paris, Barcelona, Istanbul, Milano, São Paulo, Moscow, Prague, Warsaw, New Delhi, Beijing and Bukarest

まえがき

現在、歯科医院の経営環境は、地域生活者の歯科医院への選択基準の変化に見られるように、高度化・多様化されており、急激な変化への適応を余儀なくされています。もはや来院者をただ「待っている」だけでは、どんなに医療技術がすぐれているといっても、早晩、閑古鳥がなく事態に陥ります。

この変化をチャンスととらえ、変化を常態化することのできる歯科医院は、この局面を成長の機会とすることができます。現状をチャンスととらえることのできない歯科医院との格差は、今後、ますます大きくなっていくに違いありません。

今、まさにこのような変化への適応のためにも、院内マネジメントの重要性が高まってきています。

歯科医院において求められるマネジメントスタイルは、従来型の院長のワンマン経営、いわゆるボス型のマネジメントスタイルに固執したものから、スタッフの能力を最大限に発揮することに注力したリードマネジメント型など、クリニックの経営資源へ適したスタイルを採用することが重要です。

これから求められるマネジメントスタイルを適切に取り入れるためにも、本書で取り上げている「ミーティング」を効果的に運用する技術が、歯科医院においては不可欠となってきています。運用のしかたひとつで、医院経営に驚異的な効果をもたらすのです。

私は、歯科専門コンサルタントとして、日々、全国津々浦々の歯科医院の皆さまのもとに訪れています。そして、経営指導やミーティングをすすめる中で、残念に感じることがひとつだけあります。

それは、ミーティングの取り組み方を少し変えるだけで効果的な時間になるのにもかかわらず、それを知らないばかりに、効果につなげることができていない歯科医院が数多くあることです。

「もう少し早く出会っていれば、こんな状態にならなかったのに……」と、感じる歯科医院が多いのです。ミーティングの効果的運用法を知らないばかりに、ミーティングを実施することで、逆にスタッフのモチベーションが低下し、それに応じて、業績低下に直結している場合さえあります。

少しでも多くの歯科医院が、ミーティングの重要性に気づき、そのあり方を変えていくきっかけになればと考え、本書を執筆させていただきました。

この本の主旨は、院長先生・スタッフに、コンサルティングの現場で効果のあったミーティング事例や、さまざまな手法をご提案させていただくことにあります。

他の歯科医院の成功ノウハウを受け売りしているだけでは、長期的に繁栄することは難しいということに気づき、院内ミーティングを実践されることで、個々のメンバー自らが考え、独自の解決策を創造する風土・文化を醸成することが、何にも代えがたい財産になっていくのです。

第4章の「知っておきたいミーティングの原理原則」は、産業能率大学総合研究所主幹研究員として、企業の研修・コンサルティングで活躍され、『会議の技術と運営』等の書籍を出されている大崎政雄先生にご担当いただきました。ここでは、ミーティングの基本事項・ルールを学んでください。

この本が、多くの歯科医院の皆さまの活性化へのきっかけになればと、心から願っております。

平成20年5月25日

㈱デンタル・マーケティング
代表取締役
寶谷　光教

第1章　ミーティングで医院一丸の体制をつくる／13

第2章 ミーティングで医院にふさわしい風土・文化をつくる／39

第3章　絶対、効果の上がるミーティングにするには……／53

第4章　知っておきたいミーティングの原理原則／71

第5章 ミーティングを効果的にすすめる勘どころ／113

第7章　事例：ミーティング・朝礼はこうして成功した／143

イラスト：伊藤　典

第1章

ミーティングで医院一丸の体制をつくる

1 院長の〝檄〟が強い医院をつくる

「あなたの歯科医院のビジョンは何ですか？」
「ミッション（使命）はどのようなことですか？」
「他の歯科医院と比べて、もっとも優れたポイントは何ですか？」
……という質問に対する答えを、すべてのスタッフが共有している歯科医院は少ないものです。

多くの歯科医院では「どうやって来院者を増やすか」「自費治療につなげるか」というような目に見えやすい部分には、時間や費用をかけますが、自医院の、院長自身のビジョンやミッションといった目に見えない部分への投資には、あまり積極的とはいえないのが実状です。

本来、組織が長期的に繁栄するためには、組織風土・文化といった目に見えない部分が重要であるにもかかわらず、見逃されているケースが多いのです。

多くの院長が、過去の成功体験を脱却することができないまま、歯科医院経営をすすめており、経営者である院長自身の哲学を浸透させるために重要なミーティングへの取り組

院長は医院の明確なビジョンを掲げ
“熱き想い”を語りかけよ！

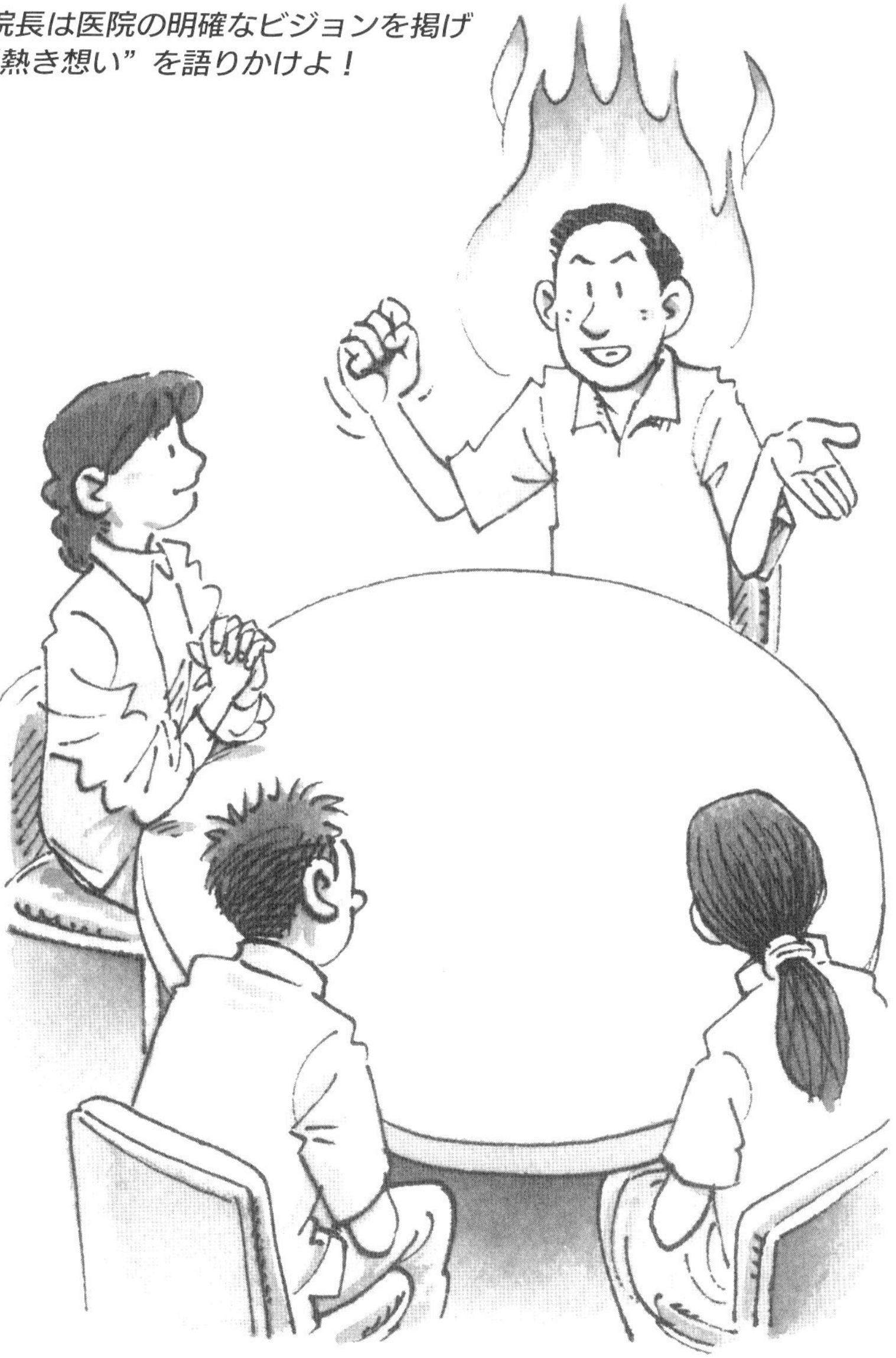

みを怠っているようです。

組織は、一人ひとりが多様な価値観をもっていますから、組織の人数が増えれば増えるほど、全員が同じ基準で考え、同じ方向を向いて行動できる土壌をつくることの重要性が増してきます。だからこそ、浸透しにくいビジョンやミッションを、スタッフにわかりやすいように伝え、判断基準とするためのミーティングの意義が大きくクローズアップされるのです。

歯科医院のミーティングでは、院長自身が、

「歯科医療によって、どのような価値を、社会に提供していきたいのか」

「当院の目指すところは、歯科医療を通じて地域社会に貢献することである。そのためには……」

「当院のスタッフは、地域の人たちの健康を支え、地域の人たちの心の支えになる歯科スタッフになってほしい」

といった、スタッフが行動する際の根底的な部分を浸透させることが重要課題です。

そのために必要なのは、院長の心から湧き出る〝歯科医院経営への想い〟を、スタッフにぶつけていくことです。

理屈・理論ばかりが先に立った話では、人の心は動きません。流暢で心地よい語り口の

話よりも、少しぐらい要領を得ない話でも、心の底からの〝檄《げき》〟であれば、スタッフの心を打つことができます。

人の心を動かすためには、「理屈」だけでなく、「感情」へ訴えかけることが重要です。ミーティングのスタートでは、院長自身が自分の言葉で、熱くスタッフに〝ビジョンやミッション〟を語りかけること。そのビジョンやミッションを実行する〝スタッフへの激励〟を徹底することです。院長がしらけた態度では、スタッフの誰もついてきません。熱く、激しく〝檄〟を飛ばさなければなりません。

経営に対して〝強い信念〟や〝確かな哲学〟なくして、歯科医院を成功に導くことはできません。院長の強い想いを、全スタッフが理解するにとどまらず、共感することで、活力あるエネルギーを醸成することこそが、ミーティングの目的・役割であり、院長のつとめでもあるのです。

ミーティングでは「1年後にどれだけの利益を得ることができるのか」というような短期的な視点のみでなく、「一生涯をかけて、この業界で何を成し遂げることができるのか」というような理念・哲学を明確にすることがスタートであり、その理念をベースに、具体的な実行計画――年間の売上目標などを、ミーティングの中でスタッフに伝え、スタッフとともに考え、達成していくことが重要です。

2 院長・スタッフが一丸となれるミーティングを

1　スタッフ参加型ミーティングのすすめ

「うちのスタッフは、ミーティングに積極的にかかわろうとしません」
「ミーティングをしても、スタッフからの発言がほとんどないんです」
と嘆く院長先生にお会いすることがあります。

こう嘆く院長先生たちに共通するのは、院長先生自身のミーティングへの期待度が低いということです。つまり、効果的にミーティングを運営することで、医院の繁栄の基礎が確立されるという意識が希薄なのです。

こうした院長にみられる傾向としては、ミーティングに対する期待度が低いために、解決したい重要な課題がある場合でも、休憩時間を利用してミーティングを開いたりしがちなことです。

「ミーティングを行ったからといって、すぐ患者さんが増えるわけでもないし、医院の問題が解決するわけでもない」
「他の医院もやっているから、やっているだけで、大した効果も期待できないのだから、ちょっとした空き時間に行えば十分だろう」という意識なのです。

ミーティングに対する院長の態度が「ミーティングの有用性を理解できない」→「ミーティングの時間を割かない」→「ミーティングの質・量といった両面が不足する」→「経営改善につながらない」という悪循環に陥る原因をつくってしまうのです。

そんな時に効果を発揮するのが、スタッフを巻き込みながらミーティングを行うスタッフ参加型ミーティングです。

スタッフ参加型ミーティングを行う際には、欠かせないポイントがいくつかありますので、次に列挙していきましょう。

2　ミーティングの年間スケジュールを決める

まず取り組んでほしいことは、ミーティングを年間スケジュールとして計画すること。ミーティングが突発的に開催されることのないよう、スタッフが年間スケジュールを把握できるようにしておくことです。

一般企業であれば、株主総会にはじまって、取締役会や年度方針発表会、各部門長ミーティング、部内での担当者・責任者が出席するミーティング、課単位のミーティング等々、四半期ごとや月ごとのスケジュールだけでなく、1年間の主要なテーマや開催場所等の基本情報が明確である場合が多いものです。

しかし、多くの歯科医院の院長先生は「クリニックは、一般企業ではないから、そこまでは必要ない……」と考えがちですが、経営の重要なテーマとしてミーティングを位置づけ、スケジュールなどの基本情報をしっかりと共有することは、スタッフへの配慮の表れでもあるのです。

3　参加者・開催場所などを決める

ミーティングの際に準備すべき基本情報として、誰が参加するのか、開催場所はどこなのか、テーマは何なのか、どのくらい時間を要するのかについて、明確にしておく必要があります。

前もって参加者やテーマなどが提示されていれば、スタッフも心の準備だけでなく、事前に資料等の準備もでき、計画も立てやすくなります。基本情報が不明確なままに、ミーティングを召集するような運営では、スタッフが積極的にかかわろうとしないのも無理はありません。

4　院長だけではなく、スタッフが自由に発言できる雰囲気を

基本情報の有無以外にも、院長とスタッフが一丸になれないミーティングになってしま

う原因として考えられるのは、院長だけが一方的に話をするだけのミーティングを行うことです。

そのため、スタッフが自由に意見をいえる雰囲気ではない状況になってしまいます。これでは、スタッフが積極的に参加しなくなるのはムリもありません。

5　決定されたことは確実に実行する

アフターフォローがなく、決定するだけで実行レベルまで落としこめないミーティング、経営改善に結びつかないミーティングであれば、誰も真剣に発言したり、改善案を出したりしません。

こうした状況に陥らないためにも、院長自身がミーティングの効果を知り、ミーティングへの期待度を高くもち、スタッフを巻き込むことです。ミーティングの改善が業績改善への第一歩というくらいに、医院経営におけるミーティングの位置づけを高くもつことが大事です。

次項以降で、さらに「ミーティングの重要性」について、具体的に解説していくことにします。

3 歯科医院の運営にミーティングが必要なワケ

歯科医院の院長は、日々の診療とともに、スタッフの指導・育成を行うことで、スタッフ個々の能力を高めながら、組織を活性化させ、繁栄させるという大きな役割を担っています。

院長は経営者として、スタッフが主体的に業務に取り組むことのできるレベルに育成することで、組織力を向上させ、その結果として来院者の満足度が高まり、地域医療への貢献が可能になるのです。

そうした好循環の組織づくりを推進するためには、個々のスタッフの成長を促す院長のリーダーシップが欠かせません。だからといって、トップダウン型のリーダーシップばかりに頼ってしまうのも考えものです。

リーダーの行動理論の代表的存在であるリカートは、業績の高い組織と、そうでない組織の類型を、次のように説明しています。

リカートは、組織を「独善的専制型」「温情的専制型」「相談型」「参加型」の四つのタイプに類型化し、この中でもっとも有効な組織は、スタッフのことを信頼して業務に取り組む「参加型組織」であるとしています。また、この組織の特性から、最善のリーダーシップは「仕事中心型のリーダーシップ」ではなく、「従業員中心型のリーダーシップ」であると述べています。

医院の経営上のステージごとに、さまざまなマネジメントスタイルがありますが、すべてのステージに共通しているのは、繁栄している医院の院長の特長は、治療技術や経営のノウハウだけでなく、スタッフへの配慮と適切な指導力のバランスがうまくとれているということです。

そのような最適の組織を目指して、医院改革をスタートする際に、「これから医院を変えていくよ」ということをスタッフに告げる場として、ミーティングが必要になってくるのです。わざわざ意味のないミーティングを行う必要はありませんが、これから医院改革に取り組みはじめるのであれば、ミーティングは欠かすことのできないツールであり、必要な時間です。

ビジネスはゲームでもあります。ゲームであるからこそ、楽しむ必要があり、勝つことでその楽しみは、何倍にもなるのです。そして、その喜びを少しでも多くの仲間たちと分かち合うことが重要だと思います。

歯科医院のような組織では、考えを分かち合う場としてのミーティングは欠かせない取り組みのひとつなのです。

4 ミーティングにはこんな効果がある

1 院内でのコミュニケーションが円滑になる

先生方の歯科医院でも、経営努力をしているにもかかわらず、なかなか業績に反映されないケースがあるかと思います。

そんな時に考えられる要因のひとつとして、院長とスタッフ間のコミュニケーションの不足や、スタッフ同士のコミュニケーションの欠如が考えられます。とくに、ミーティング自体を実施していなかったり、実施していても円滑に運営されていなかったりしたときに、こうした努力が空回りすることが起きがちです。

経営努力はしているのだけれども「思ったほど業績が伸びていかない」「業績の上がらない原因がわからない」という場合には、ミーティングの導入やミーティングの実施方法を改善していくことから、検討する必要があるでしょう。

2 組織活動を効率化する

複数の人間によって組織が成り立っている以上、それが院長1人・スタッフ1人といった最小単位の組織であっても、ミーティングやコミュニケーションなしに、組織活動を効果的に運営していくことはできません。

ところが、ミーティングの必要性を感じて実施している歯科医院でも、その多くの医院では、ミーティングが機能していないばかりか、時間と労力を浪費するばかりのミーティングとなってしまっているのです。

ミーティングを実施することで――

①院長とスタッフの間に共通目標ができる
②会話が増える
③院長の仕事に対する価値観を伝える場になる
④スタッフの仕事に対する考え方が変化する
⑤スタッフのモチベーションが向上する

など、さまざまなメリットが考えられるにもかかわらず、ミーティングを効果的に運営できている歯科医院は限られています。

多くのクリニックが、効果的なミーティング運営方法で悩んでいる中、ちょっとした工夫でミーティングの生産性を高めることが、今後の歯科医院の発展に欠かせない重要事項です。

5 組織の成熟度に応じたミーティングのすすめ方

ミーティングをうまく活用できるかどうかが、院内マネジメントの成否に大きな影響を与えます。

院内のマネジメントを考える際には、組織の成長段階に応じた適切なスタイルがあり、当然、そのスタイルによって、ミーティングの目的・方法が異なることを知る必要があります。そこで、組織の成長段階に合わせた院内マネジメントについて、概略をまとめると〔図表1〕のようになります。

以下では、これらを念頭においた上で、それぞれの段階において、それぞれのマネジメントスタイルを実現するための効果的なミーティング運営について、確認していくことにしましょう。

1 ボス・マネジメントスタイル期におけるミーティング

ボス・マネジメントスタイルの段階におけるミーティングの目的は、組織のルール、プロとしての仕事への取り組み姿勢、技術指導といった医療機関において最低限クリアしな

〔図表1〕　組織の成長段階に応じた適切なミーティングのスタイル

★ボス・マネジメントスタイル
——組織の成熟度の低い段階（初期段階）

この段階は、組織風土や医院文化といった、目に見えない医院の土台を固めていく時期です。

この時期は、院長が積極的に医院全体をリード・指導していく必要がある段階といえます。

★インタラクティブ（双方向）・マネジメントスタイル
——組織が成長し、業績にも反映されている段階（成長段階）

この段階は、医院をさらに成長・発展させていく時期です。院長とスタッフが、目指すべき方向性を共有していく必要性が高まる段階でもあります。

★エンパワーメント（権限委譲）・マネジメントスタイル
——組織力が高まり、円熟した段階（成熟段階）

この段階は、スタッフが主体的に医院運営を担っていく時期です。院長は、医院の目指すべき方向・ビジョンをスタッフに浸透させ、それが現場レベルで遂行されているかを確認することが大きな役割になります。

ければならない基本事項を徹底することにあります。

この時期のミーティングでは、基本的な項目であるがゆえに、おろそかにされがちな部分を徹底的に精度アップすることが重要です。

地域から支持されている歯科医院では、このような基本事項を徹底しているからこそ、結果につながっているといえます。

この時期のミーティ

ングは、どうしても院長中心になりがちです。だからこそ、そうならないための工夫が必要です。

たとえば、接遇・サービス面の強化を目的としているのであれば、口頭での指導だけでなくロールプレイングが効果を発揮します。

目的に応じて、適宜、ロールプレイングに取り入れることで、頭の中だけで理解するミーティングから、実際に体を動かしながら取り組むことのできるミーティングへ変化していきます。

結果として、楽しみながらあるべき姿へ変化することのできる場に、ミーティングが質的転換をしていくのです。

2　インタラクティブ・マネジメントスタイル期におけるミーティング

インタラクティブ・マネジメントスタイルの段階におけるミーティングの目的は、医院の全般的な運営にスタッフを巻き込んでいくことです。

そのためには、ミーティングを通して、院長の目指すビジョンをスタッフに浸透させていくとともに、そのビジョンを日常のオペレーションレベルで具現化していくための取り組みを、院長・スタッフがともに考え、実践していくことが欠かせません。

ここでは、院長自身にある程度の〝答え〟が求められます。つまり、院長に将来のビジョ

ロールプレイングで、
体が覚えるミーティングを取り入れる！

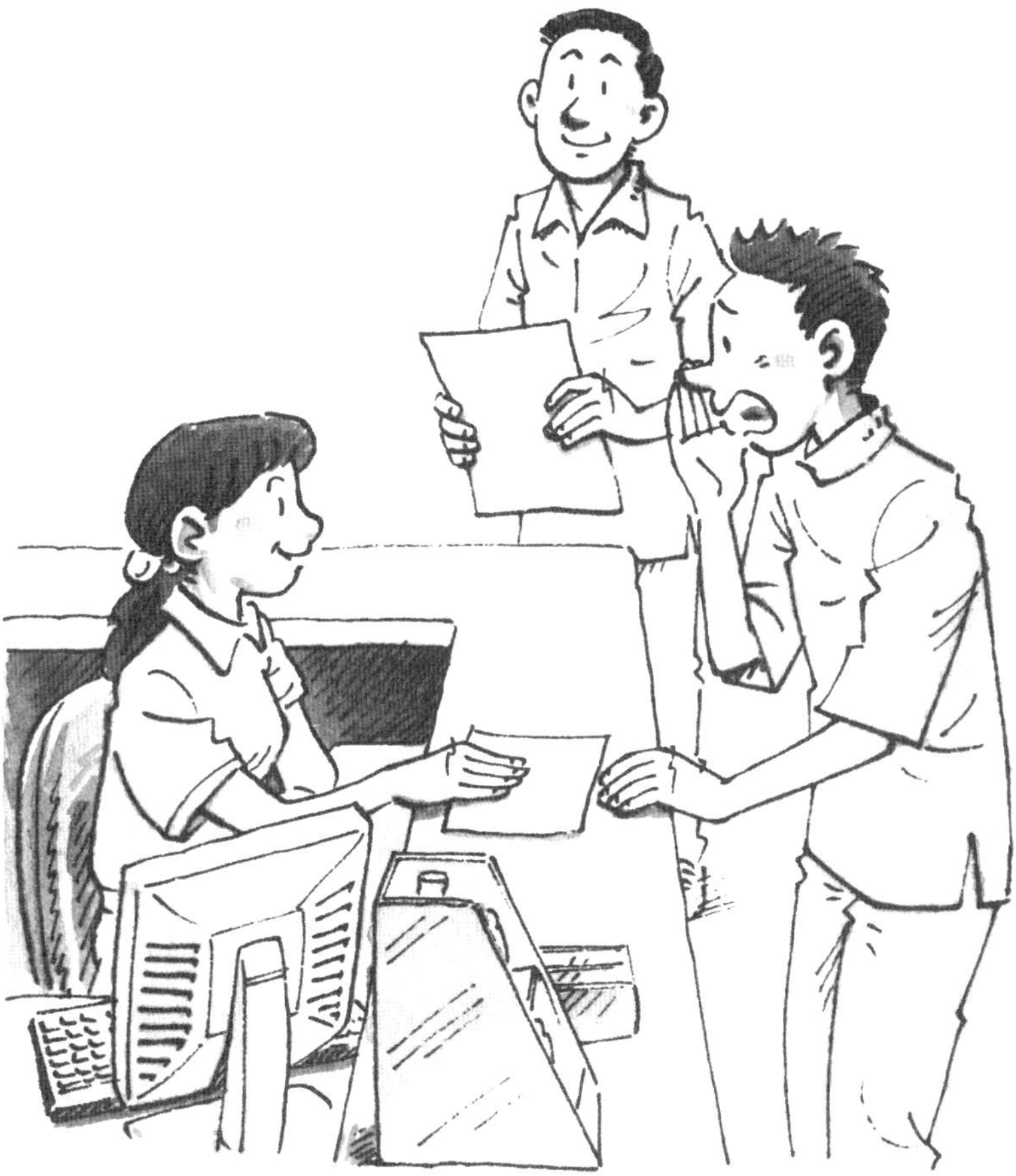

ンがあり、そのためにどのような取り組みを行っていく必要があるかという「答え」を準備しておく必要があります。

この場合に大事なのは、院長の考えや答えを伝えるのではなく、院長が求める回答をスタッフから引き出し、スタッフの意見の肉づけに重点をおくことです。

この段階では、スタッフ全員で院内ツアーに取り組むことも効果的です。スタッフ全員で、院内の問題を発見するための機会を設けるのです。

たとえば、院長もスタッフも、普段は専用の出入口から出退勤するために、ゆっくり待合室を見渡して、雰囲気を確認したり、待合室の椅子に腰掛けて患者さんの目線で眺めたりする機会は少ないものです。

だからこそ、あえて全員で、待合室のソファに腰掛けて、来院者の視点で医院の改善点を探るのです。このような視点を取り入れることで、自然に問題発見能力が醸成され、スタッフの経営に対する意識が高くなっていきます。

3 エンパワーメント・マネジメントスタイル期におけるミーティング

エンパワーメント・マネジメントスタイルの段階におけるミーティングの目的は、スタッフが自発的に医院運営を担っていける場を提供することにあります。

エンパワーメント・マネジメントスタイルでは、院内改善を自発的に提案・実行できる権限をスタッフに与えるため、医院理念や医院ビジョンといった医院の方向性を浸透させることが欠かせません。

ここで注意すべきことは、院長のビジョンや哲学があいまいなまま、スタッフの権限を大きくすると、院長の考えとは違う方向にすすんでしまう危険性があることです。そうならないためにも、この段階のミーティングは、オペレーションレベルの細かい指示ばかりでなく、主体的に行動することの重要性を伝える点にウエイトをおく必要があります。

この時期には、信頼できる事務長的な存在のスタッフ（リーダー）を育成することも大きな課題です。基本的には、ミーティングの進行はリーダーが担い、院長の考えや経営数値はリーダーを通して、スタッフに浸透させていくと効果的です。

ただし、リーダーのマネジメント能力いかんで結果が大きく左右されますので、早い段階から、リーダーにミーティングの進行を任せるなど、エンパワーメント・マネジメントスタイルに移行することを見据えた、計画的な人材育成が、院内ミーティングを成功させるポイントになってきます。

このスタイルが機能した場合には、医院全体が組織で動くことのできる成熟した組織に変化し、院長は診療や経営に専念できる体制が整うことになります。ミーティングを上手に活用することで、このスタイルを確立することが、組織の持続的な発展につながっていくのです。

6 ビジョン・ミーティングで経営目的を共有化する

これから歯科医院を開業するという先生の中で、歯科医院を経営する目的を明確に持って開業するという先生は少ないものです。

「親が歯科医師だから……」「何となく歯科医師になって、目的のないまま、何となく歯科医院を経営しています」という方も多いようです。

このような経営の目的が不明確な先生のクリニックでは、最終ゴールが設定されていないために、スタッフがどこに向かえばよいのかわからないまま、日々の仕事に取り組むことになります。

経営環境の厳しい他業界では、何となく経営をしているという〝成り行き経営〟を行って好成績をあげている企業は皆無です。経営目的のないまま経営に取り組んでいると、創業後1、2年は好調でも、アッという間に業績悪化という事態に陥ってしまいます。

経営者の最大の役割は、設定した組織全体のゴールへ向けて、一人ひとりのスタッフを支援しながら、最終的に個々の設定したゴールへ到達させることです。ゴールを示すことで、そこに集うメンバーの判断基準ができ、取り組みの効率・効果が高まるのです。

★ビジョン・ミーティングは少なくとも、年1回行う

院長の最大の役割である「経営目的をメンバー全員で確認する」場として、ビジョン・ミーティングがあります。歯科医院のみならず、多くの企業では、経営目的をスタッフと共有化した上で経営を実践している組織が、繁栄しているケースがほとんどです。

ビジョン・ミーティングでは「これから、皆でどのような医院づくりを目指していくのか」「その結果として、どのような効果が社会に表れるのか」「スタッフには、どのような価値が生まれるのか」ということについて話し合います。

ビジョン・ミーティングを実施することで、スタッフ全員が、医院のゴールを共有することが可能となり、同じ目標に向かって情熱をもって取り組むことができます。その結果として、医院の一体感を創り出せるのです。

先日、ある医療法人にうかがった際に、理事長の右腕的な存在である分院長から「理事長の考えが以前と変わり、当初のビジョンからずれてきたような気がします。その影響か仕事に以前のような気持ちで取り組めないのです」という相談がありました。どんなに信頼している間柄でも、ビジョンを確認する場をつくらなければ、不信感につながることもあります。

スタッフが自ら考え・行動する仕組みを創るためにも、少なくとも1年に一度はビジョンを共有することを目的としたビジョン・ミーティングを開催する必要があります。

7 現状打破のための経営改善ミーティング

企業や医療機関等の組織にとって、もっとも重要な使命は、世の中にその固有の長所を通じて良い影響を与え続けることです。そのためには、「環境の変化」に柔軟に対応して発展し続ける必要があります。

とくに、公的要素の強い歯科医院などの医療機関は、社会的価値を高めるためにも新しい知識・技術を常に吸収するとともに、来院者が望むニーズへの対応を目的として、持続的に変化していかなくてはなりません。そのためには、経営者である院長のみならず、そこで働くすべてのスタッフが、「現状で満足だ」という〝過去志向〟から抜け出す必要があります。

たとえば、旧来の体質をそのまま継続している歯科医院では、日々の診療のさまざまな場面で、院長がスタッフに対して「このやり方はダメだといったじゃないか。こういう場合は○○のようにしなくてはダメなんだ」というように、過去の経験から断定的に指示を出す場面が多く見られます。

しかし、このようなトップダウン型のスタイル一辺倒では、昨今の歯科業界のように、外部環境の変化が激しい上に、成熟度が高くなっている場合には、逆効果になるケースがあります。

トップダウン型の院長が指示するとおりに、スタッフが動き、求める結果を期待するスタイルは、即決・実行するのですから時間的なメリットはありますが、個々のスタッフが自ら考え・行動するという成熟した段階での、組織に必要なスタッフの能力を培うことができないというデメリットがあります。

院長自身が決定して自分自身が動けば、早く解決する課題に対して、個々のスタッフが自ら決定し、主体的に動けるように教育するためには、時間と労力がかかります。当初、このようなスタイルに慣れていない院長は、いらだつこともあるでしょう。しかし、現状を打破するためには、自身の成功体験にとらわれず、新しい感覚・感性をもつスタッフの意向を柔軟に取り入れることが欠かせません。

経営改善ミーティングは、その絶好の機会となるのです。

経営改善ミーティングでは、スタッフとともに、自院の現状を分析したり、日々の業務で発生する課題の解決策を検討したり、実践のための具体策を検討したりというように、価値観や考え方をぶつけ合うことで、環境の変化に適応できる組織づくりを推進していきます。

8 ミーティングで院内コミュニケーションを活発に！

歯科医院にうかがった際、多くの歯科医院で感じるのは、コミュニケーションの不足です。院長とスタッフ間のコミュニケーションが不足していることが原因で、スタッフと来院者とのコミュニケーションに悪影響が出ているケースが散見されます。

院内コミュニケーションが円滑に行われていないとしたら、患者様とのコミュニケーションへの配慮ができるはずがありません。

コミュニケーションが不足している歯科医院では「どれくらいの頻度でミーティングを開催しているのですか？」と、ミーティングの頻度を確認する質問をしてみることにしています。

そのようなクリニックの院長は、大きく二つのタイプに類型化できます。

ひとつは「必要性は感じているのですが、きっかけがなくてミーティングに取り組んだことはありません」というように、理由をつけて取り組もうとさえしないタイプです。このタイプの院長は、変化への抵抗感が強く、コンサルティングでも好結果につながりにくい傾向があります。

もうひとつは「以前は、ミーティングに取り組んでいたのですが、あまり効果がないので、今は止めています」というように、一度は実施したけれども効果につなげることができないまま、今に至っているというタイプです。このタイプの院長は結果を早急に求めすぎるあまり、課題を深く掘り下げることに抵抗のあるケースが多いようです。

このようなタイプの院長は、自責よりも他責思考でありがちです。ミーティング自体に意義がないのではなく、自身の取り組み方に問題があるという自責の念を持ちながら、新しいことに取り組むことが重要です。

他業界では、どのような理由があったとしても、ミーティングをしたことのない組織などありません。ミーティングの目的が明確でないケースや、実施後のフォローのないミーティングは逆効果ですが、ミーティングに取り組まなければ、ミーティング自体の課題も見つかりません。

ミーティングを行って、スタッフの表情を確認するだけでも、スタッフ個々のモチベーションや健康状態がわかるようになることに加え、スタッフからの「先生に聞きたいことがあっても、聞くタイミングがありません」「診療中は忙しそうで、聞くに聞けないのです」というように、いうにいえない状況にも対応できるようになってきます。

顔と顔を付き合わせて、日ごろの疑問点や意見を交わす時間は、後で時間の価値を何倍にもしてくれます。

第2章

ミーティングで医院にふさわしい風土・文化をつくる

1 医院の風土・文化が患者さんを呼び、スタッフを育てる

私は歯科医院専門コンサルタントとして、日々、さまざまな歯科医院にうかがってコンサルティングを行っています。

その中で、業績好調な歯科医院とそうでない歯科医院とでは、明らかに異なる要素があることに気づきました。

それは、院長・スタッフが職種の違いを越えて共に語り合い、共通の目標に対して当事者意識をもって取り組む風土・文化がある歯科医院なのか、そうでないのかによって、業績が大きく異なるということです。

実際にコンサルティングにうかがった歯科医院の中で、業績改善に苦しんでいる歯科医院であればあるほど、院長自体に語り合う風土・文化づくりを軽視している傾向があるようです。

私は、歯科医院経営成功の要因のひとつに、このような医院独自の考え方にもとづいた風土・文化の存在があると考えています。この風土・文化は、どのような歯科医院にも、一律にあてはまるものではなく、その医院その医院独自の考え方があり、院長の理念によっ

て相違があってしかるべきです。

その中でも、語り合う風土・文化は非常に重要です。組織の中にそのように語り合う風土・文化を定着させるには、規模が大きくなってからでは遅く、５〜６人という小規模の時期だからこそ、効果的に取り組むことができるのです。

こうした風土がクリニックにあることで、医院の特長を来院者に表現することができ、来院者との距離を近づけることができるといえます。

経営者・院長が、語り合うことが重要であるという哲学をもって経営することで、語り合うことに対する優先順位が高くなり、それがスタッフのコミュニケーションへの意識の向上につながっていきます。

こうした語り合う風土や文化がない中で、経営者・院長がただいたずらにスタッフを手足のように動かそうと思っても、スタッフの力を十分に活かすことは、とうていムリな話です。

経営者の経営哲学にもとづいた組織づくりを行っていく、院内に語り合う風土・文化を定着させていくためにも、ミーティングの効果的な運営が欠かせません。

2 ミーティングとケーススタディで風土・文化を定着させる

組織内では、一人ひとりのスタッフが多様な価値観をもっています。それだけに、スタッフの人数が増えれば増えるほど、全員が同じ軸で考えることのできる基準づくりが重要になってきます。

その基準を明文化して、組織の行動規範を作成している歯科医院が増えてきているようですが、すべてを明文化できるわけではありません。

言葉で表現することのできない部分もあるでしょう。そのような場合には、ミーティングの中で、ケーススタディに取り組むことをおすすめします。

たとえば、次のようなケーススタディを作成して、全員で「○○医院らしさ」を検討していくのです。

「優良患者である○○さんが、約束の時間よりも20分遅れて来院されました。交通渋滞に巻き込まれたのが原因のようです。〝遅れてすみません〟と、その患者様は平謝りです。その時、あなたが受付だったら、患者様にどのようにお声がけしますか？」

というような設問を投げかけてみます。

そうすると、スタッフからはさまざまな回答が出てくることでしょう。

「優良患者さんなのだから、少しくらい遅れるのはしようがないのではないですか？　ましてや交通渋滞という事情があるのですから……」

「約束時間を徹底する方針なのですから、優良患者でも30分のアポイントで20分遅刻だと厳しいね。理由があるとはいえ、やはりアポイントのとりなおしをすすめたほうがいいのでは……」

「どんなケースでも、まずは来院されたことに関して、感謝の気持ちを伝えることが必要だと思います。こちらの方針を伝えるのは、それからでしょう……」

このような意見交換を行う際に大切なことは、最終的には院長自らが考えを示し、それを組織にいる全員で共有することです。その考えは、一般的にそうあるべきだというような一般論ではなく、たとえば〝○○医院の方針は患者様最優先の行動だ〟という固有の価値観であることが重要です。

このように、組織全体のルールに関して、ケーススタディを作成して、お互いに意見をぶつけ合いながら、その課題に対して全員で考え、方向性を確認し合うのも、独自の文化をつくっていくためには効果的な手法のひとつです。

3 朝礼・終礼の実施で風土・文化を徹底する

他業界では、朝礼・終礼を実施したことのない企業は、少数派なのではないでしょうか。しかし、歯科医院ではそうではありません。朝礼や終礼を実施したことのないクリニックが多数存在するのが実状です。

「今まで、そんなことに時間を費やさなくとも何とかなっていました。今さら変える必要性を感じません」という声を耳にすることがあります。

意味のないミーティングや朝礼・終礼に時間を割くのは、時間のムダですが、変化に適応する組織になるためには、コミュニケーションの円滑化は欠かせません。一体化した医院組織が重要であると承知していながら、朝礼・終礼に取り組もうとしない歯科医院が多いのも事実です。

それでは、朝礼・終礼を実施する際には、どのような注意点があるのかを確認していきましょう。

朝礼・終礼は、それぞれ朝夕に10分～15分程度というように、実施する時間を決めて行います。そして、どんなに忙しくても、必ず全員が出席することを原則にすべきです。頻繁に例外を求めていくと、朝礼・終礼の意味が失われてしまいます。

この朝礼・終礼の最大の目的はスタッフのモチベーションを高めること、そして、モチベーションの状況を確認することにあります。

全員で顔を合わせる時間をつくることで、スタッフ一人ひとりの現在の体調や精神状況の把握につながるのです。

目標の確認と共有化も目的のひとつです。毎日、全員で目標を確認しあうことで、日常の業務への取り組みに刺激を与えることができるのです。

その他の目的として、課題の確認や業務の割り振り、来院者に関する申し送り事項などを確認していきます。あとは、最低限度の情報共有に取り組みます。こうした取り組みによって、「参加意識」や「当事者意識」を醸成し、「人材」を「人財」に変える基盤をつくっていくことです。

朝礼では「今日一日、医院の理念にそって、全員で患者様のために笑顔で業務に取り組むこと、伝達事項を確認すること」が目的になり、終礼では「今日一日、ご苦労様でしたと、お互いをねぎらった上で、反省すべき点があったら反省事項として、全員で確認しあうこと」が主たるネライになります。

参考までに、朝礼のパターンを次に例示しておきます（詳しい朝礼のすすめ方については、158ページの「朝礼の実施手順と実際例」を参照してください）。

★朝礼進行の基本形

司会「おはようございます」
司会「○月○日の朝礼を開始します。よろしくお願いします」
司会「全員で医院理念の唱和をお願いします」
全員「全員での医院理念の唱和」
司会「院長先生、ごあいさつをお願いします」
院長「(簡単にあいさつ)……」
司会「院長先生ありがとうございました」
司会「今週のテーマ・本日のテーマの発表を、伊藤さん、お願いします」
伊藤「今週のテーマは院内清掃の徹底です。本日のテーマは来院者の待ち時間を少なくするために、受付と診療室との連携を密にすることです」
司会「連絡事項はありませんか？」
司会「これで○月○日の朝礼を終了します。今日も一日、笑顔で精一杯、取り組みましょう！」

4 ミーティングで行動ルールを確認する

経営者の理念とともに、院内における行動のルールを規定することも欠かせないポイントです。

ホスピタリティの高さで有名な「リッツ・カールトン・ホテル」の哲学を学んで、クリニックに取り入れようとされている歯科医院も多いかと思います。

リッツ・カールトン・ホテルでは、規定されたルールを最低限の基準として、その規定にいかに付加できるかといったおもてなしの心を、従業員が持つことに全力で取り組んでいます。

行動ルールも示されない中で、

「医業収入をアップするために頑張れ」

「自費率向上のために何とかしてほしい」

といわれても、〝何をどのように頑張ればよいのか〟〝自費率をアップさせるためには、患者さんとの対応はどうすればよいのか〟――経営者ではなく、リーダーとしての経験もないスタッフに求めても、それは求めすぎというものです。

そうした時には〝このように判断すべきですよ〟という、患者さんへの対応の基準（行動ルール）があれば、何にどう取り組むべきかが理解しやすくなりますし、頑張ったかそうでないかの確認が、自分自身で容易にできるようになります。

このような行動ルール・規範を作成して、スタッフのおもてなしの心のレベル向上に取り組んでいるからこそ、高い質を維持できるのであって、本質の理解を欠いたまま、単なる受け売りをしていたのでは、組織としてのサービスレベルは向上しません。

その際、ミーティングで行うことは、行動基準を作成した上で、一つひとつの意味を確認しあうことです。

参考までに、少しアレンジすれば自院のクレドにできる見本を、次ページに紹介しておきます〔図表2〕。

リッツ・カールトン・ホテルのクレドの第2条には「言葉にされるものも、されないものも、常におこたえします」という一文があり、言葉で依頼されたことに対して取り組むことは最低限のサービスであり、求められるのは〝お客様の言葉に表されないニーズを、ちょっとした表情・しぐさ、場の雰囲気から読み取ることで、お客様の言外の心に適切な対応をすること〟であるということを表現しています。

このような行動指針の示す意味を、全員で認識することが、ミーティングには欠かせないテーマなのです。

〔図表2〕　**歯科医院に役立つクレドの例**

クレド

クイント歯科クリニックは
患者様とのコミュニケーションを大切にし
最高の治療と技術を提供することで
患者様が生涯ご自分の歯で食事ができ
健康で楽しく
幸せな毎日を送れるようにすることを
もっとも重要かつ大切な使命と考えています

おもてなしの精神と
笑顔で
患者様の健康に
徹底的に尽くします

サービススピリッツ

1
患者様には笑顔を添えて
積極的に話しかけます
2
最高の治療を提供するために
知識・技術の向上に努めます
3
お大事にのごあいさつは
心をこめて伝え
ていねいなお見送りを心がけます

5 来院者満足は医院全体で同じ歩調で取り組むことから

経営者であれば、どんなに経営努力をしていても、なかなか業績が改善しない時期を経験することがあるかと思います。

そんな時期に、トップとしてぜひ確認しておきたいポイントは、院長とスタッフ間、スタッフ同士で同じ方向に向かって、同じ歩調で、経営改善に取り組もうとしているかどうかです。

人間は、自分の経験や価値観を前提に、理解できることのみを理解しようとする習性があるものです。それだけに、相手が何を求めているのか、何に注目しているのかを踏まえて判断していかなければ、後ろを振り返ると、スタッフが誰もついてきていないということにもなりかねません。

スタッフ個々の性格や能力といった〝個性〟に応じて指示ができていない場合には、自分の指示と異なる結果になってしまいがちです。

組織の目的は、円滑なコミュニケーションにより個々の強みを生かし、弱みを補完しあうことで、「3人＋3人＝6人分の効果」になるのではなく、「3人×3人＝9人分の効果」にすることとです。

そのためには、まずは個々のスタッフを理解すること、そして、スタッフが院長自身を理解してくれているかどうかを確認することとです。院長には、そういう空気を読みながら、決断・実践できる能力が欠かせません。

来院者満足を向上させようとする場合も同様です。来院者の言葉にならない欲求をクリニック側がキャッチし、その欲求に応えたかたちで、来院者にサービスを提供していくことが大事なのです。

そして、来院者への配慮を十分行いながら対応するということは「来院者の言葉にならない欲求」に応えようと、すべてのスタッフが同じように考え、歩調を合わせて取り組まなければ、来院者満足はなかなか成果がでません。

たとえば、ミーティングの際に「なぜ、人は働くのか?」「なぜ、歯科医院に理念・方針が必要なのか?」「なぜ、患者様満足が重要なのか?」……など、根源的な事項について、十分に意見を交わすことことです。

そうした事項をスタッフ全員で討議することによって、他のメンバーの考え方を理解する機会となり、すべてのスタッフが同じ歩調で改革に取り組むことができるようになるのです。

第3章

絶対、効果の上がるミーティングにするには……

1 目的のないミーティングでは効果は上がらない

全国の歯科医院へコンサルティングのためにうかがっていますが、ミーティングについてあまり関心のない歯科医院様が多いのには驚かされます。そのため、ミーティングを実施していても、

・単なる報告会としての機能しか持っていないミーティング
・院長が一方的に発言するのみで、スタッフからまったく意見が出ないミーティング
・討論していても、反対意見ばかりで何も決まらないミーティング
・参加させられているという意識が強く、受け身の参加者ばかりのミーティング

というように、効果的に実施されていないケースが多いようです。

多くの歯科医院では、効果的にミーティングを行う手法を理解していないために、ミーティングの実施が医院経営に好結果をもたらすことができておらず、中には時間をムダにしているという医院もあります。

ミーティングは、やり方次第で、歯科医院の経営全般への効果だけでなく、スタッフの働く意欲の向上、そして、来院される患者様の満足度の向上など、多くの好影響があり、

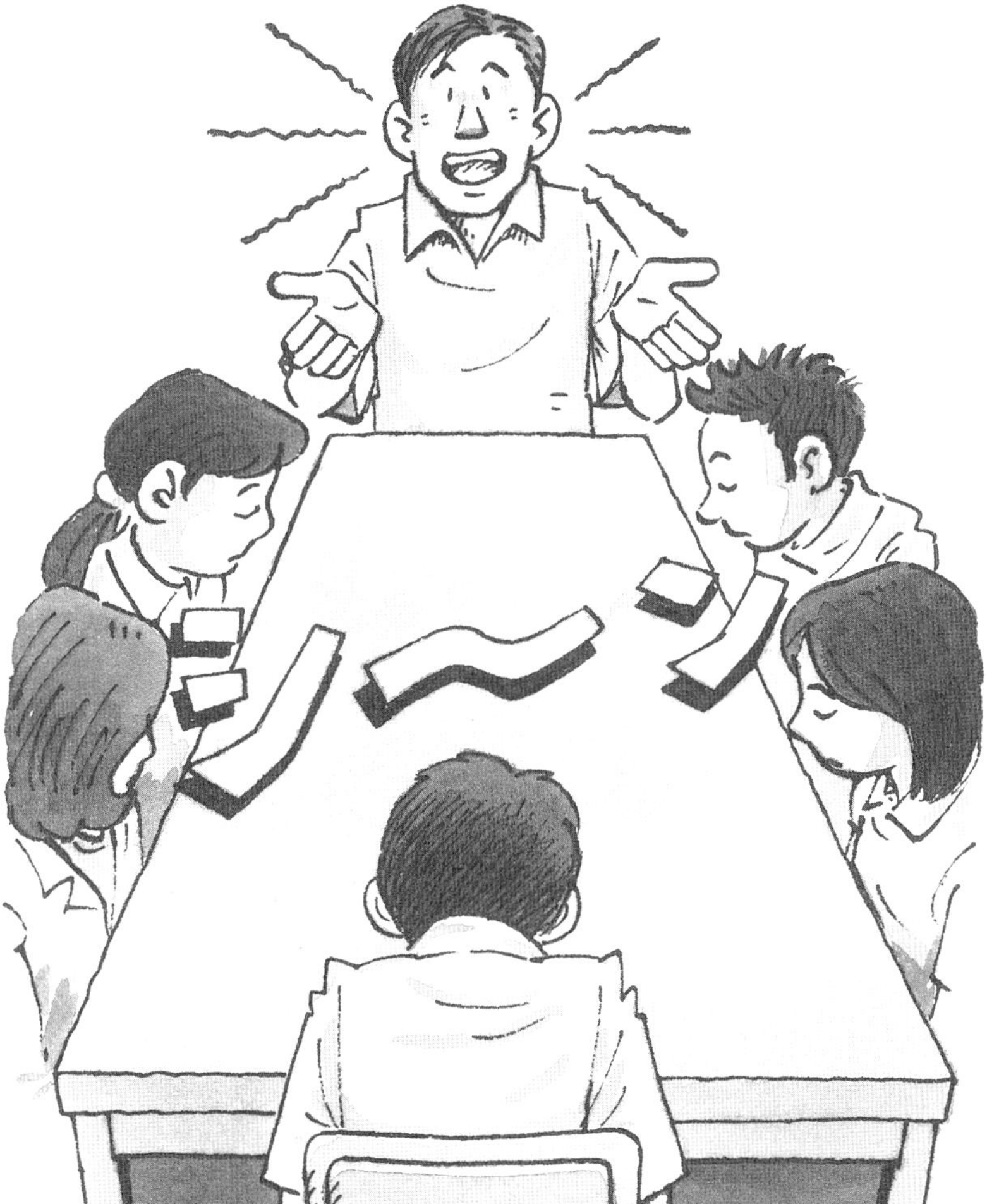

院長の独演会的ミーティングでは
スタッフのモチベーションも上がらない！

〔図表3〕　**ミーティング成熟度チェック表**

□ミーティングを定期的に実施しておらず、開催するにしても突然であることが多い
□ミーティングでは、スタッフの本音を聞くことができない
□ミーティングの目的が明確でないことが多い
□院内ミーティングの議事録をとっておらず、フォローアップがない
□ミーティングを開催しても、結論に達しないことが多い
□ミーティングに際して、事前の準備をして参加するスタッフが少ない

※チェックの数により、次の判断ができる
◆0～1個……ミーティングの価値を認識しており、ミーティングの精度が高い医院。
◆2～3個……コミュニケーションがやや危険な状態で、ミーティング実施の目的などを再確認する必要あり。
◆4個～　……コミュニケーション不足から危険な状態になる可能性大。早急に、ミーティングのすすめ方を改善すべきである。

メリットははかりしれないものがあります。

欧米では大企業になると、ミーティングプランナー会社に依頼し、会議・研修などをトータルにコーディネートしているほど、ミーティングを重要視しています。

ミーティングには、その目的によってさまざまなタイプがありますが、実施する際のポイントについては、どんなミーティングもすべて同じです。

そこで、この章では、ミーティングの正しい実施方法を理解し、歯科医院でミーティングを効果的に運営する方法について、具体的に説明していきます。

まずは、ミーティングを始める前に、これだけは絶対に押さえておきたいポイントを確認しておきましょう。

〔POINT1〕効果的なミーティングには必ず目的がある。まずは目的を決定し、その目的に応じたすすめ方を考えること。

〔POINT2〕ミーティングの目的を明確化したのちに、開催日程を決定する。その後に、ミーティングに参加するメンバーには、必ずレジメなどの資料を作成（事前準備）して出席するように指導すること。

〔POINT3〕ミーティングを実施する際に、毎回、司会・進行役を決める。司会・進行役は、スタッフ全員が順番に担当できるようにすること。

〔POINT4〕ミーティングでの決定事項を記録する担当者を事前に決めて、必ず議事録を残しておくこと。議事録には、当日、参加者が確認できる欄を設けること、そのミーティングに参加できなかったスタッフが議事録を確認したかどうかをチェックできる欄を設けること。

〔POINT5〕前回のミーティングで決定したことが、実際にどのように取り組まれているか、どの程度の進捗状況なのかを、ミーティングでフォローできる体制をつくること。決定するだけで、取り組みがともなわないミーティングがもっとも組織を停滞させる。

2 ミーティングの目的をハッキリさせる

ミーティングというのは、メンバーが集まって、単に打ち合わせをすればよいというものではありません。目的に応じて、さまざまなタイプのミーティング方法を使い分ける必要があります。

そこで、ミーティングにはどのような意義・目的があるのかを、まず確認しておきます。

〈ミーティングを行う目的〉

①情報交換
- 情報・目標の共有化
- 個人目標の確認
- 経営方針の浸透

②チームワークの強化

③相互理解・コミュニケーションの強化

④意思決定

⑤問題解決

ミーティングをはじめる際には、そのミーティングの主催者が、今日のミーティングを開催する「目的は何なのか」「テーマは何なのか」について確認した上で、進行する必要があります。

また、ミーティングは、目的によってさまざまなスタイルがあります。

①報告事項の伝達を目的とする**報告重視型のミーティング**

②アイデア出しが中心の**ブレインストーミング型ミーティング**

③討論することで、気づきを期待する**オープンディスカッション型ミーティング**

④反省会のように現状を分析し、改善案を出すことを目的とする**分析型ミーティング**

その他にも、タスク型ミーティング、インタビュー型ミーティング、情報収集型ミーティング、意思決定型ミーティング、利害調整型ミーティング、交渉型ミーティング、問題解決型ミーティングなど、目的によってさまざまなタイプのミーティングがありますから、目的にあったミーティングタイプを決めるべきです。

ミーティング導入の結果、目標の共有化やより良い治療・サービスに取り組むきっかけとなり、歯科医院の業績好転につなげることが大事です。だからこそ、ミーティングを行う際は、他の歯科医院の成功事例を真似して、同じ内容・テーマで開催するのではなく、スタッフの意識や能力レベルに応じたミーティングを運営することが重要なのです。

たとえば、経営目的の共有化を目的としたミーティングであれば、院長が抱く「理想の医院」を創りあげるための具体的な取り組みに関して、相互理解を深めるということが最大の目的になります。

その際には「あれをして」「これをして」と、詳細な事項まで指示する報告重視型ですと、スタッフの自主性やモチベーションが損なわれてしまいがちです。ですから、「私はこういうクリニックにしていこうと思っているんだけど、そのためには、どういったことが必要だと思う？」「今、何が不足していると思う？」というように、オープンディスカッション型でスタッフに語りかけ、スタッフの自主性を引き出していくことが重要です。

そうすることで、院長先生の医院方針は無理に押しつけることなく、スタッフの心に浸透していくことにつながります。

また、ティーチングばかりでなく、コーチング手法を取り入れることも、医院のステージによっては効果的です。しかし、他の歯科医院がコーチング手法を取り入れて成功しているからといって、今までそうした土壌を作ってこなかったにもかかわらず、「当院の課題は何だと思う？」「どうすれば、解決すると思う？」とスタッフに問いかけても、適切な答えが返ってくるはずはありません。

他の歯科医院では、院長のビジョンや経営計画をスタッフが理解した上で、課題の発見や課題の解決に関する話し合いをしているのです。現状のスタッフのスキルや意欲を考えた上で、最適な進行方法を検討していく必要があります。

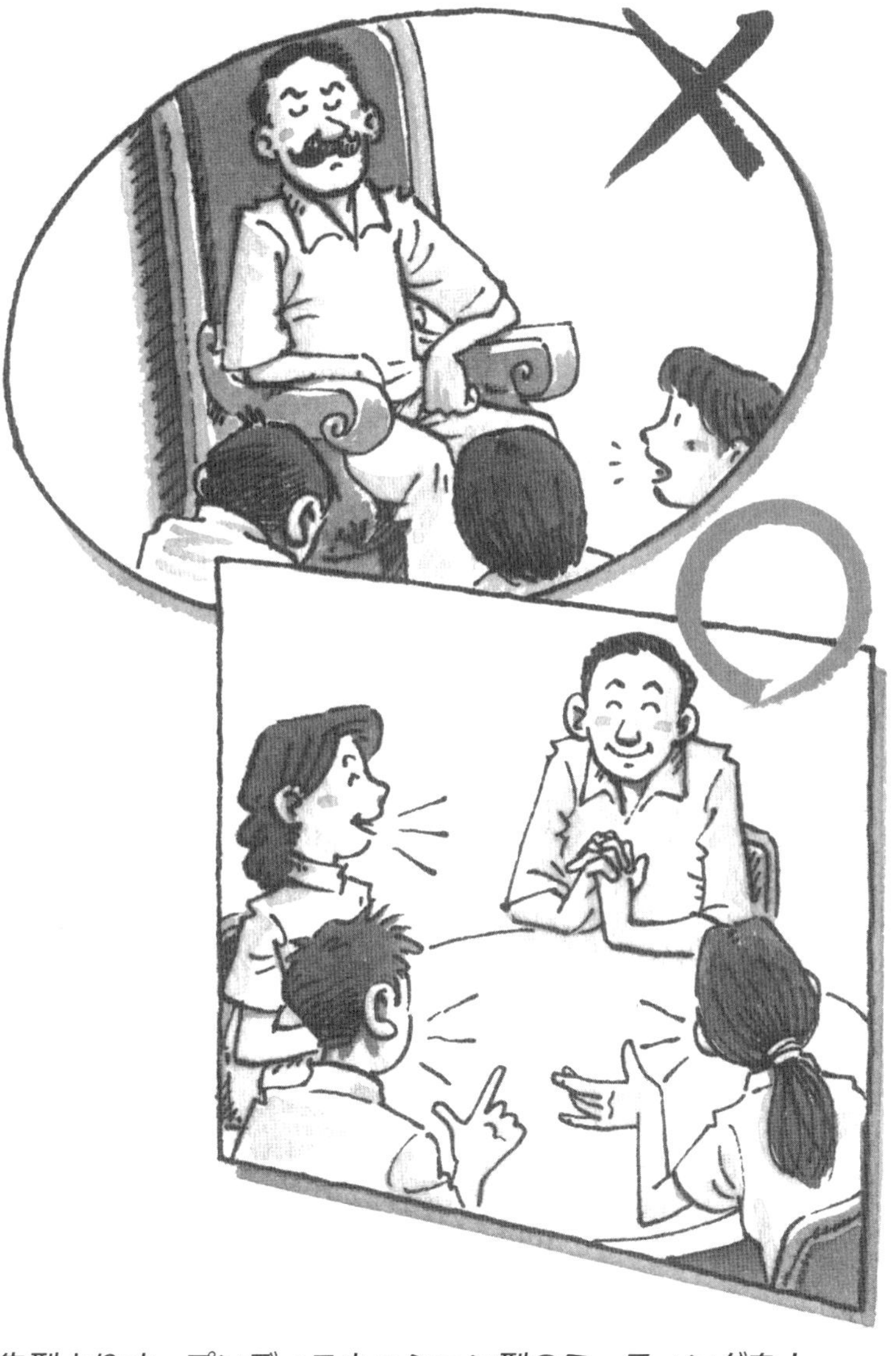

報告型よりオープンディスカッション型のミーティングを！

3 休憩時間中のミーティングはできるだけ避ける

ミーティングを開催する際に、いつ開催するのかも重要なポイントです。

自院がモチベーションの高い集団であると判断できれば、早朝に自主的に勉強会やミーティングを開催してもよいでしょう。

実際にある歯科医院では、週に一度、診療開始1時間前に集合して、早朝勉強会を行っています。その勉強会には、毎回、ほぼ全スタッフが参加して、価値観の統一、知識の共有化を目的に継続的に取り組んでいます。

しかし、スタッフの意識があまり高くない歯科医院で、この方法をそのまま採用するとどうなるでしょうか？

「院長が時間外にも仕事をさせようとしている」

「残業がこんなに多い歯科医院で働くより、もっと働く環境の良い勤務先を探そう！」

「これでは、友達と遊ぶ暇もないから、辞めちゃおう！」

といった不満の根源となる可能性があります。

ミーティングを実施する際に留意することは、休憩時間や診療終了後の時間にミーティングを実施しないことです。

休憩時間にミーティングを実施するのは、経営者にとっては好都合かもしれませんが、それを続けていると、スタッフの不満が蓄積されるだけでなく、ミーティングを大切に考えていないと受け取られることになる可能性もあります。

ミーティングを休憩時間や診療終了後の時間帯を避けて、勤務時間内に取り組むことは、ミーティングをそこまで重要に考えているという院長の無言のメッセージにもなり、それによって、スタッフのモチベーションが向上することで、経営数値に好影響があらわれてくるものです。

ですから、ミーティングを開催するのであれば、お昼の診療時間を1時間繰り下げて行う、あるいは診療終了時間を1時間繰り上げて行うといった具合に、勤務時間中に開催すべきです。

それによって、スタッフの意識が「勤務時間を使ってミーティングを行うなんて、院長はミーティングを大切な時間だと考えているのだから、せっかくミーティングを行うなら、積極的に参加して、この時間を活用しよう」と変化してきます。

このように、ミーティングに取り組む時間ひとつにしても、スタッフの意識が変化するきっかけになるものです。

4 スタッフが主体性をもってミーティングに取り組めるようにする

「1：1・6：1・6の二乗の法則」という法則をご存知でしょうか？

この法則は、スタッフが上司（院長）から、ただ単に「これをやれ！」といわれた場合の成果と、指示されたことを理解しながら取り組んだ場合の成果、さらにそれが自分の提案したことに対する場合の成果とを比較した場合、まったく違った成果になってあらわれるという法則です。

「単にやれ！」といわれた場合の成果を「1」とすると、目的が理解されたときは「1・6」倍の成果となり、それが自主的に取り組んだ場合には「1・6の二乗（2・56倍）」の成果を生むといわれています。

スタッフの成熟度によっても、適切な指導方法は異なってきますが、多くのケースで、主体性を重視した指導、つまりミーティングを活用した取り組みで成功している場合が多いようです。

その際には、最初から「来院者への情報提供を、今以上に徹底したいのだけれど、何かよい方法がないか考えてくれないか」というように、回答の幅の広い課題の検討を依頼するのではなく、「患者様への情報提供の一環として、ニュースレターを作成したいのだけど、どのようにすればいい？」というように、課題の難易度の高くない依頼から、徐々に難易度の高い課題の解決を要求するようにしていくことです。

たとえば、ミーティングの中で、全員でクリニックの課題をあげてみて、その中で優先順位の高い課題から順番に取り上げて、課題解決のために役割分担をして取り組んでいくのも、いい方法です。

ただし、ミーティングで決定した個々の役割に関しては、その後、継続的に進捗状況を確認するなど、しっかりフォローし、結果を評価していくことが必要です。それがないと、スタッフのモチベーションが維持できません。

また、スタッフが、医院の成長を自分自身のこととしてとらえ、医院の問題を改善しようと思ってくれている状態でのミーティングの場合と、スタッフが「プライベートと仕事はまったく別」という感覚で、友達と楽しい時間を過ごしたいから、早く仕事を終わらせたい、と考えている場合のミーティングでは、成果が異なるのは当然のことです。

まずは、院長がどのような医院づくりを目指しているのかを、スタッフに具体的に言葉で表現し、それに対して、スタッフ自らが考えた課題に主体的に取り組むことで、効果は何倍にもなるのです。ミーティングそのものも同じで、主体的に参加し、課題を考えることが重要なのです。

5 ミーティングは短時間でも、継続的に取り組む

多くの歯科医院では、ミーティングを開催する際に、月に一度だけ、それも長時間をかけて実施されているケースが多いのではないでしょうか。確かに、短期的にミーティングに取り組むことが成果につながるわけではありませんから、「月に一度くらいの日程で取り組めば……」と考えがちです。しかし、長期的には、非常に大きな成果をもたらすことになりますので、高い優先順位で考える必要があります。

歯科医院のような小規模組織の場合、ミーティングは単発で時間をかけて行うよりも、短時間のミーティングを継続的（毎日10分でも）に行うほうが、効果が高いケースが多いようです。とくに、院長とスタッフ間のコミュニケーションが不足している歯科医院では、「診療中だと、院長が忙しそうで質問できません」というように、聞きたいことが聞けない、伝えたいことが伝わらないというケースが多々あります。だからこそ、アポイントを調整してでも、定期的にミーティングの時間を設定する必要があるのです。

ミーティングの時間を効果的に活用して、院長の考え方・価値観・診療方針の理解を促進することで、医院経営の変革につながっていきます。

ミーティングは10分くらいがもっとも効果的！

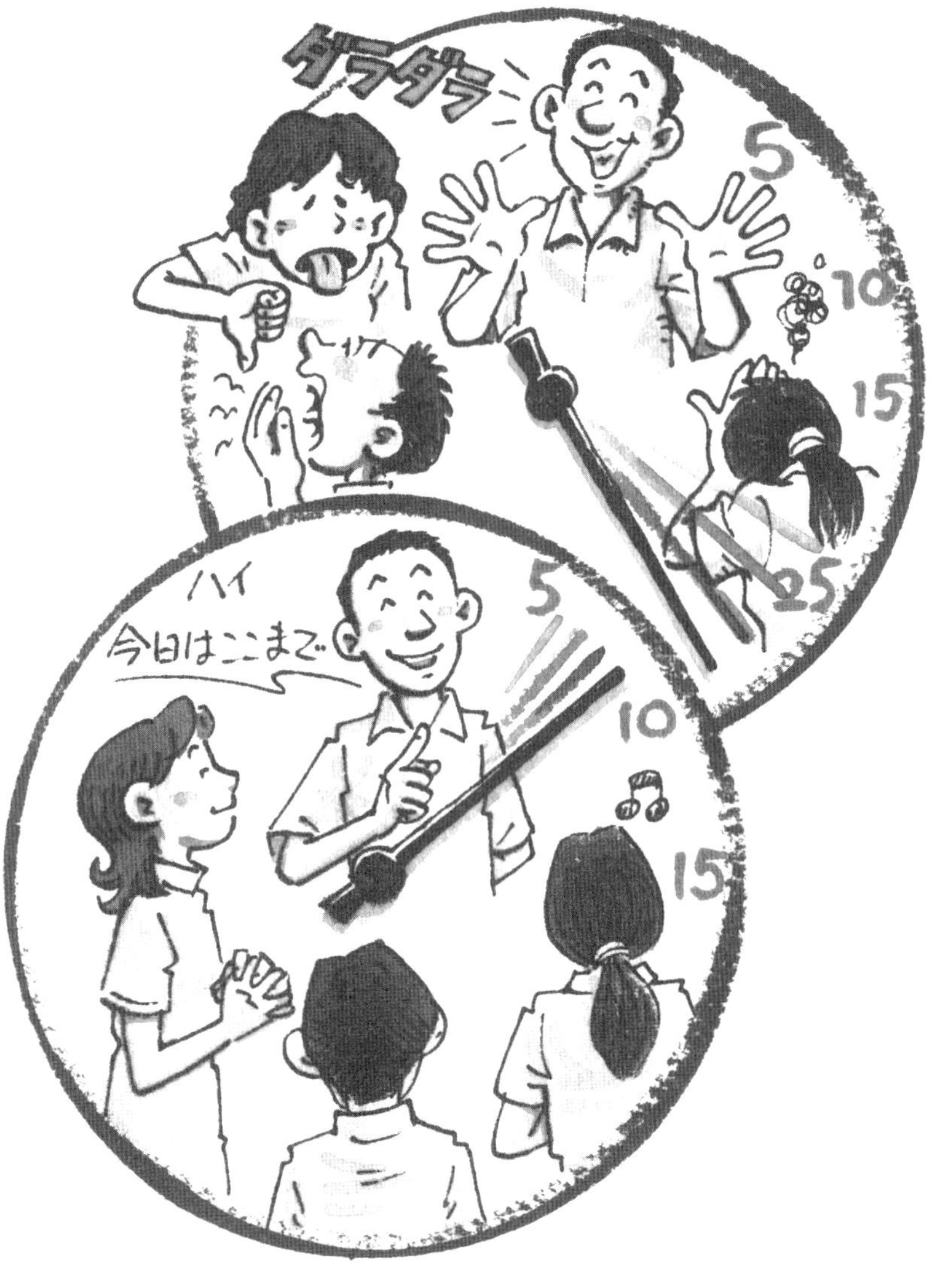

6 第三者の意見を積極的に取り入れる

歯科医院には、患者さん以外に、さまざまな取引先の担当者が訪問します。歯科材料ディーラー、歯科技工所、会計事務所、金融機関……の担当者が定期的に訪問してきます。そうした取引先の担当者は、歯科業界の知識を豊富に有していると同時に、それぞれの領域での専門家でもあります。

ですから、取引先の担当者に専門家としての立場からアドバイス・レクチャー・応援を依頼し、時にはオブザーバーとして参加してもらうなど、第三者をからませたミーティングを運営することも、ミーティングを効果的に行うコツです。

当社のクライアントの中に、デンタルグッズの月間販売金額が30万円をコンスタントに超えるという歯科医院がありました。来院者から「この商品の特長は何ですか?」「どのように使用すると効果的ですか?」と聞かれて、しっかり回答することができなければ、デンタルグッズがこのような販売金額を示すはずがありません。

この医院では、デンタルグッズに関しての定期的なレクチャーを、ディーラーやメーカーの営業担当者に依頼し、スタッフが商品知識の習得に努めています。そのため、デンタルグッズに関するスタッフの意識が高く、自信をもって来院者にすすめています。

また、補綴物などについて、来院者から「前装冠とセラミック冠とでは、どのような違いがあるのですか？」といった質問を受けたときに、「院長は、利益のためにセラミック冠をすすめようと考えているんだ」とスタッフが間違った認識をしていると、その説明には患者さんを納得させる力がありません。

多くの歯科医院では、院長や代診のドクターがレクチャーしているかと思いますが、これも、補綴物の専門家である歯科技工士にレクチャーを依頼すると効果的です。

「洋服や靴にオーダーメイドとレディメイドがあるように、補綴物にも同じようにその二つがあるのです。一見カタチは同じでも、外見だけでなく、耐久性・安全性などがまったく違うんですよ」「院長は、利益のためだけにすすめているのではないのですよ。保険と自費という制度の区分ではなく、本当に良いものをすすめようとしたときに、たまたまそれが自費診療の扱いになるだけなのです」といった説明を、スタッフにしてくれるだけで、反応は大きく変わってきます。

大多数が小さな組織である歯科医院では、院内の小さな殻の中だけで問題を発見、課題を抽出、解決策を検討しようとする傾向があります。そういう場合にも、歯科業界の知識を豊富に有し、それぞれの領域での専門家でもある第三者の応援を依頼することで、効果的にミーティングを行うことができるのです。

第4章

知っておきたいミーティングの原理原則

1 なぜミーティングは開かれるのか

忙しい時間帯に、あるいは時間外にスタッフをミーティングで招集する場合は、その目的を明確にしておくことが重要です。目的が不明確なミーティングであれば、開く必要がありません。

その目的にも、間接的な目的と直接的な目的があります。

まず間接的な目的を考えてみましょう。言葉を換えれば、ミーティングによって歯科医院という組織の風土・文化をつくることです。

1 ミーティングを開く間接的な目的

①衆知を結集するため

昨今、それぞれの分野で専門的な知識が要求され、いろいろな情報が氾濫しています。このような世の中では、院長1人の人間の経験・知識だけでは解決できない事柄が多くなっているはずです。

といって「こんなことはムリだ」と、1人決めしていたのでは、医院の発展も望めません。このような事態に対処するためには、スタッフの知恵を結集する必要があります。

②スタッフの連帯感を強くするため

ある共通の話題を話し合うことによって連帯感が芽生え、仲間意識が高まってきます。また、あまり話したりすることのない人たちが話し合うことによって、新しい人間関係が出来上がることが期待されます。

③参画意識を向上させるために

スタッフ自身も討議に加わって結論を出したという意識は、たとえ自分の意見と異なった結論が出たとしても、喜んでそれに従うという自覚が生まれます。

④スタッフを成長させるために

いろいろな人がいろいろな意見や考えを出すことによって、新たな角度からものごとを見るヒントを得たり、今後の自己啓発・成長の動機づけになったりもします。そのためにも、ミーティングを人材育成に積極的に利用するように考えるべきです。

⑤医院の発展に貢献するために

ミーティングを開くことによって、よりよい人間関係を築き、所属している歯科医院の発展を一丸となって支え、医院の目標に向かって個々の能力を発揮する風土をつくること。さらには歯科医院の成長が自身の成長にもつながるような、そんなミーティングにしたいものです。

2　ミーティングを開く直接的な目的

これは、具体的に何をするミーティングかを決めるものです。

①方針を決定するため

歯科医院は比較的小さい組織ですが、院長のワンマンで組織がうまく機能しないことがあります。しかし、小さいなりに組織の目的を効率よく達成していかなければ、医院の発展も望めません。このようなときには、関係する出席者の話を聞いて方針を出すためにミーティングを開きます。

②方針を伝達するため

トップダウンであっても、トップである院長が決定した方針は、スタッフ全員に正しく伝え、実行されてこそ、はじめて意味のあるものとなります。関係するすべての参加者に方針を浸透させ、具体的に実行策を提示し、その方針を実施するためにミーティングを開きます。

③問題を解決するため

歯科医院はいつでも何らかの問題をかかえているはずです。とても1人では解決案が出せない、あるいは出せても実行がおぼつかない、ということが予想されるときにミーティングを開きます。

2 開く必要のないミーティングは開催しない

頻繁にミーティングが続けば、ほとんどの参加者は、本来業務に影響を及ぼしたり、プライベートタイムを犠牲にしたりで、疲労と同時に、ミーティング内容に消化不良を起こしたりします。ミーティングは必要最小限に絞り込むことです。

そのためにも、本当にミーティングを開く価値があるかどうかをチェックした上で、開催の是非を決めるべきです〔図表４参照〕。

次のようなテーマや状況では、かえってスタッフのモチベーションを下げますから、ミーティングをしないほうがいいでしょう。

①各人で解決できるテーマ……すでに確立されている院内ルールなどの枠内で、スタッフ自身で、あるいはスタッフ間で十分解決できるようなものなら、あえてミーティングを開くこともないでしょう。

②責任を転嫁するためのもの……ミーティングを開く本音が、責任転嫁や責任の分散のためのものなら開く必要はありません。このようなミーティングでは、スタッフの間にシラケムードがただようだけです。

〔図表 4〕　ミーティングを始める前のチェックポイント

①	▶ Why（なぜ）◀ 「なぜ」このミーティングは必要か？	・ミーティング以外で，できないか？ ・ミーティングをやらないほうが効果が高くないか？
②	▶ What（なにを）◀ 「なにを」取り上げようとしているのか？	・テーマは適しているか？
③	▶ Where（どこで）◀ 「どこで」行うのか？	・メンバーが出席しやすい場所か？ ・大きさは適当か？
④	▶ When（いつ）◀ 「いつ」開くのか？	・開催のタイミングはよいか？ ・開催時間は長すぎないか？
⑤	▶ Who（だれ）◀ 「だれ」を出席させるか？	・出席者はテーマや目的に適した人か？
⑥	▶ How To（どのようにして）◀ 「どのように」すすめるか？	・ミーティングのスケジュールは立てたか？

③業務を停滞させてしまうもの……ミーティング中は、本来の業務が停滞しているか、スタッフのプライベートの時間を使っていると考えて、ミーティングの効果とテンビンにかけてみる必要があります。

ミーティングを、たんにコミュニケーションの手段として実施する場合であれば、朝礼・終礼をはじめ、掲示板・Eメールの活用など、他の方法を積極的に考えてみることです。

④開催日時が不適当である……テーマから見て、開催の日時が遅すぎたり、早すぎたりしてはミーティングの効果は半減します。ミーティングで決定したことが、ただちに実行に移せるような時期に開催すべきです。

⑤テーマが不適当である……医院の秘密事項に関するもの、出席者や患者のプライバシーに関するものは、スタッフに開示して議論するには、不適当な場合が多いので要注意です。

⑥惰性で実施している場合……とくにテーマがあるわけでもないのに、「定例だから」という理由だけで、ムリに開催するようなことは避けなければなりません。

ミーティングにはコストがかかります。このコストは、参加スタッフの時間当たり人件費と所要時間を乗じて求めることができます。ミーティングの成果は、このコスト以上のものが要求されます（124ページ参照）。

3 ミーティングを嫌がる理由いろいろ

実施の決まったミーティングには、スタッフにも前向きに、積極的に出席してもらいたいものです。それが、ミーティングの成果をさらに向上させます。しかし、ミーティングへの参加を嫌がるケースも多々あります。

ミーティングの主催者である院長や司会・進行役は、ミーティングの目的・あり方を絶えずチェックするとともに、スタッフの様子も観察して行うべきです。

ミーティングが嫌われるのは、主に次のような理由からです。

①時間のムダと思う

せっかく忙しい中、あるいは勤務時間外に時間を割いて出席したのに、院長の自慢話やムダ話に終始したのでは、参加したスタッフは時間がもったいないと思い、次から参加したがらなくなります。

②まったく意見がいえない

たとえば院長とか、少し弁の立つ人、話し好きな人だけが発言して、テーマに関してまったく知識がない自分は〝蚊帳の外〟状態にあり、なぜ自分が出席しているのだろうと疑問を感じてしまいます。

③ミーティングの結果が実行されない

喧々諤々（けんけんがくがく）の末、やっと結論が出たのに肝心の実行がなされない、あるいはフォローがなされていないと、スタッフは何のためのミーティングだったのだろうか、と思ってしまいます。

④皆の意見がまとまらない

司会・進行役が下手なのか、いろいろな意見をまとめあげることができずに、ミーティングが単なる「言いっぱなし」の雑談の場になったのでは、発言する気はもちろん、出席する気すらなくなってしまいます。

司会・進行役は、少なくともミーティングのすすめ方・発言のうながし方・採決のとり方など、ミーティングのルール・技術に精通しておかなければなりません。

⑤院長に監視されていると思う

会議中、院長がまったく意見をいわずに、スタッフが発言したあと、するどい目つきで手帳に盛んにメモを取っていたり、不快な顔をしていらだち気味になったりしていると、いかにも言動をチェックされていると感じてしまいます。

同様に、院長の気に入るような発言をすると、喜んだり、口を挟んできたりするのも、参加者のモチベーションを下げる要因になります。

4 知っておきたいミーティングのルール

人が数人集まれば、そこには必ずルールが必要です。ミーティングにも、守るべきルールがあります。

①参加者は自分の意見をまとめておく……ミーティングは、出席者全員がミーティングの開催目的をよく理解し、事前に必要な情報を集め、考えを練り、与えられた議題（テーマ）に対して意見をまとめておくこと。行き当たりばったりでミーティングに望むのは、参加資格なしと心得るべきです。

②自分の立場を理解する……ミーティングに出席するときには、自分の責任や権限などの立場を明確にしておくこと。チーフとしての出席なら、その責任や権限を意識した発言をすべきです。問題解決を目的としたミーティングでは、出席者はその立場を離れて、横一線（上下の区別はない）でのアイデアを求められるのが普通です。

③少数意見を尊重する……〝多数意見が正義〟とはかぎりません。少数意見にも耳を貸すこと。少数意見を無視しては、実りのある成果は生まれません。意見の数の多さが、その意見の正しさを証明しているわけではないと心得てください。

④自説を押しつけない……いろいろな意見を出し合うのが、ミーティングの目的の一つでもあります。自分の意見が絶対であるという態度に出て、自説を押しつけたりしないこと。ミーティングに出席したからには、謙虚な気持ちで、他の出席者の意見に耳を傾けることも大切です。

⑤司会・進行役に従う……スムーズな議事進行のためには、司会・進行役の指示に従い、司会・進行役を中心に出席者全員が協力し合って、実りある結果にしてください。

⑥個人的利害や感情に動かされない……「前にあの人に反対されたから、今度は反対して困らせてやろう」「あの人は嫌いだから、あの人の意見は何でも反対してやろう」というような気持ちをもたないこと。個人的な感情をもたずに出席すべきです。

⑦時間を厳守する……ミーティングには、いろいろな人が貴重な時間を割いて出席しています。たった1人の遅刻が全員に迷惑をかけ、時間のロスを生みます。また、ミーティングの本筋から外れた発言、ダラダラと、とりとめのない発言などは慎むこと。決められた時間内にミーティングの目的を達成できるように、出席者全員が協力することです。開始時刻はもちろんのこと、終了時刻も厳守してください。

⑧結論には従う……ミーティングには結論がつきものですから、そこで出た結論には従うこと。自分の意見と違う結論が出たからといって、ミーティングで出した結論に従わないのでは、ミーティングの意味がありません。

5 実りあるミーティングは周到な計画から

〝いつ開いてもよい〟というようなミーティングはないはずですし、意味もありません。ミーティングは、目的を明確にし、その効果と費用の面から、開催日時を決定するようにすべきです。

次に、ミーティングの開催日時を決めるにあたってのポイントを列挙しておきますので、開催の是非、開催日時が妥当かどうかなどをチェックしてみてください。

①タイミングを考える

緊急を要するミーティングなら、タイミングが遅れれば、それだけ対策が遅れることになります。その他の場合でも、効果が上がるタイミングを考えて、日時を決めるようにすべきです。

②参加者の仕事の都合を考える

通常、ミーティングの参加者は、仕事の忙しい人が選ばれることが多く、暇な人が暇つぶしで出るようなものであっては意味がありません。しかし、ミーティングに出席することで、本来の業務に支障が出ては困ります。開催日時は、参加者の都合を考慮して決めることが重要です。

とりわけ医院全体の問題を解決するためのミーティングであれば、院長の都合の確認は最優先です。せっかく開催を決めても、当日になって院長の都合が悪いので、急きょ中止というのでは目も当てられません。

③資料作成・配布の日時も考える

ミーティングの直前に、必要資料を配布するようでは、ミーティングの結果は期待できません。参加者がミーティングのテーマを理解し、賛否にかかわらず、発言するための準備時間は必要です。

④ミーティング時間は90分を限度とする

ミーティングであれ会議であれ、90分を超えると疲れが増し、集中できなくなります。90分を超えるミーティングの場合には、途中で休憩を入れることも考えるべきです。

いずれにしても、タイミングと参加者の都合を考えながら、90分を超え休憩を必要とするようなミーティングは避けること。休憩後の再開はできるだけ避けるべきです。もし90分を超えそうなときは、参加者にその旨を伝え、できれば日時を改めて行うことです。

実りあるミーティングを行おうとするなら、極力、1回のミーティング時間は最高90分を限度にすること。そのためには、1回のミーティングで結論が出せるように、テーマを小分けして実施することです。

6 ミーティングの能率を上げるコツ〈司会・進行役〉

能率を上げるとは、ミーティングをムリ・ムダなくすすめること。参加者を長時間拘束しないように、司会・進行役は、議事進行を速めるコツを知っておくべきです。

①はじめにミーティングの目的をハッキリさせる……ミーティングの目的が全員に徹底していれば、出席者も事前準備ができ、それだけ議事進行も速まります。

②賛成意見を先に出させる……賛否を問うような場合には「今の提案に賛成の方、意見があれば出してください」と、まず賛成意見を出させること。賛成意見を聞きながら、補足説明を加えていくことで、提案に対する理解がより一層深まっていきます。その上で、反対意見を出させるようにすると、議事進行は速まります。

③発言にアイヅチを打つ……「なるほど」「そのとおり」とか、単に「うなずく」というような言葉や態度が発言者を勇気づけ、ミーティング全体に活気がみなぎります。活気のあるミーティングは議事進行を速めます。

なお、意見や論争の中心になっている点を、ボードに記入したり、図解すると、争点がはっきりし、的外れの意見も出にくくなり、議事進行を速めます。

7 出席メンバーの決め方

院内ミーティングは全員参加が原則ですが、テーマによっては、そのテーマに合った人だけの参加になります。その場合に要求される参加者は、次のような人です。

①問題意識のある人……テーマに対して問題意識のない人が参加しても、ただ漠然と聞くことになりかねません。問題意識がある人とは、現状に満足していない人ということになりますが、それは問題解決が現状否定からはじまるからです。

②影響を受ける立場にある人……テーマの結論に対して、関係があり、影響を受ける立場の人を選ぶこと。このような人は、自分の問題として当事者意識をもって積極的な発言が期待できます。

③経験や専門知識のある人……議題（テーマ）に対して、自分のもっている経験や専門的知識をフルに発揮して、有意義な発言をするような人を選ぶようにします。

④主体的な発言・判断ができる人……他人の発言に左右されて、自分の意見は何なのかわからない人、逆に自分の意見に執拗に固執するような人は不適格です。「私には判断できません」というような人が、ミーティングに出席しても意味がありません。

8 参加者への通知のしかた

臨時・緊急のミーティングの場合は、参加者に事前に開催日時・テーマを知らせておくことです。できれば、自院にあったフォーマットをつくっておくと便利です〔図表5〕。

①通知はタイミングよく行う／定例のミーティングでない場合は、開催日時等を事前に通知します。通知は早すぎても忘れられる可能性があり、逆にギリギリでは準備できないばかりか、他の予定が入って参加できない人も生じます。業務の実態に合わせて、遅くとも1週間前には通知しましょう。

②通知は文書で行う／通知は文書（メール）で参加者宛に行います。回覧は時間がかかる上に、見落とされがちですので避けたほうが無難です。

③出席を確認する／ミーティングの開催数日前には、出席の確認を行うようにします。もし、テーマに重要なかかわりのある人が出席できないようであれば、ミーティングを延期するか、代理の出席を依頼することも考えるべきです。

④意見や希望を聞いておく／出欠の返事と同時に、事前に意見や希望を聞いておくようにすると、議事進行がスムーズに運びやすくなります。

〔図表５〕　ミーティング開催通知書

ミーティング開催通知書		作成年月日	年　月　日（　）	
		検印	検印	作成
議題（テーマ）				
日　時	年　　月　　日（　　）　　時　　分～　　時　　分			
場　所				
出席 予定者				
討議事項				
配布資料				
備　　考				

9 会場のレイアウトを考える場合のポイント

会場のレイアウトは、ミーティングの目的・参加人数によって決まります。しかし、歯科医院によっては、ミーティングルームなど特別な部屋がない場合もあります。4、5人ならスタッフルームで行ってもいいでしょう。

それも難しいのであれば、ミーティングを短時間で終わらせるための一つの手段として、立ちミーティングを行うことも考えるべきです。

ここでは、ミーティングルームがあるとして、そのレイアウトの基本を紹介します〔図表6〕。

①正方形型／もっとも一般的なレイアウト。この場合、正面の人同士が対立の関係になりますので、着席位置に配慮する必要があります。

この変型として長方形型があります。長方形型の場合は、あまり長辺が長いと、その端の人は討論に参加しにくいという欠点があります。

②円形型／コミュニケーションをよくするためのミーティングなどのように、参加者全員の和を重視したいときに用いられるレイアウト。国際会議のサミットなどがこの型

〔図表６〕　会場のレイアウトの例

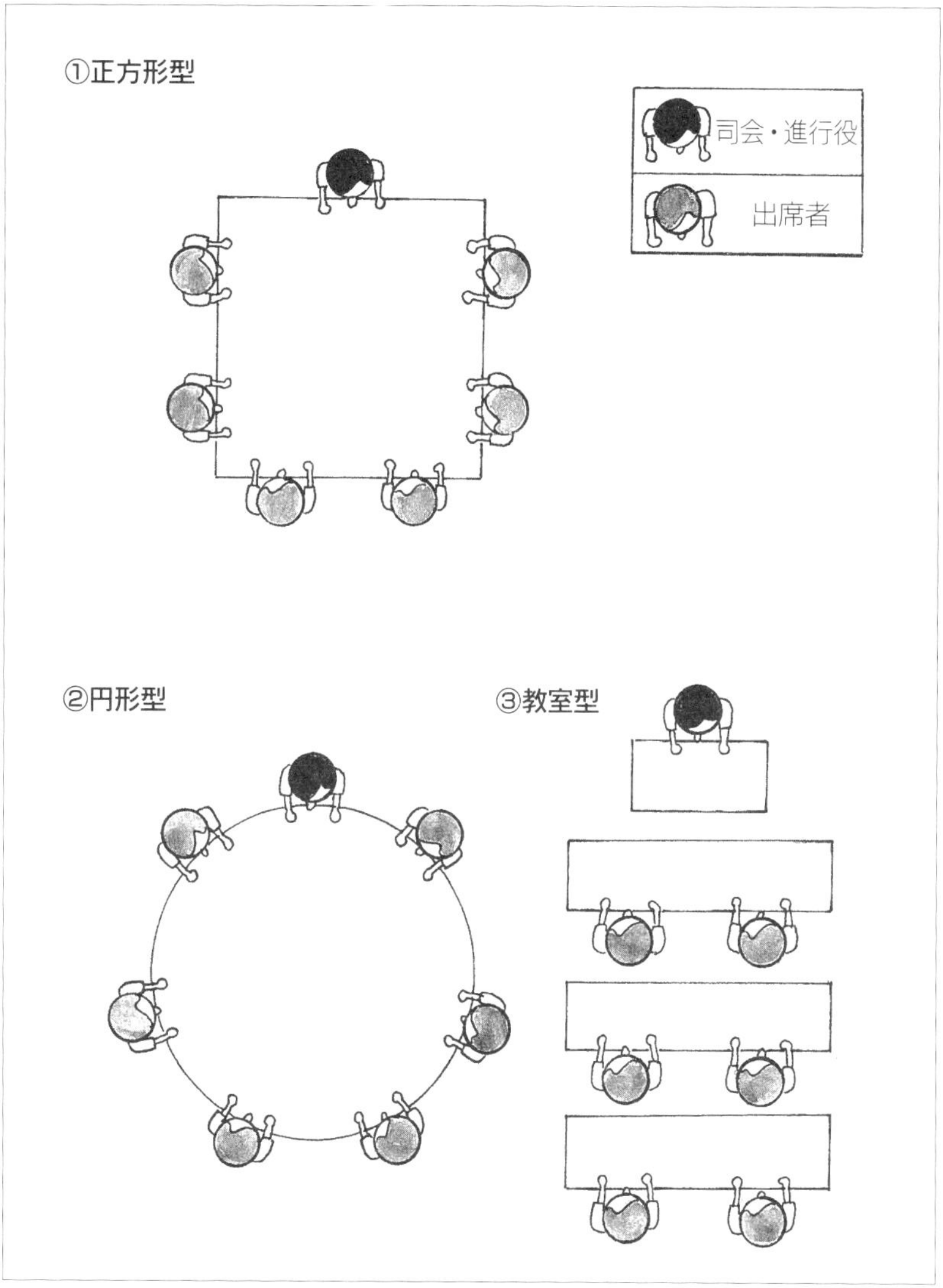

〔図表７〕　着席位置の決め方

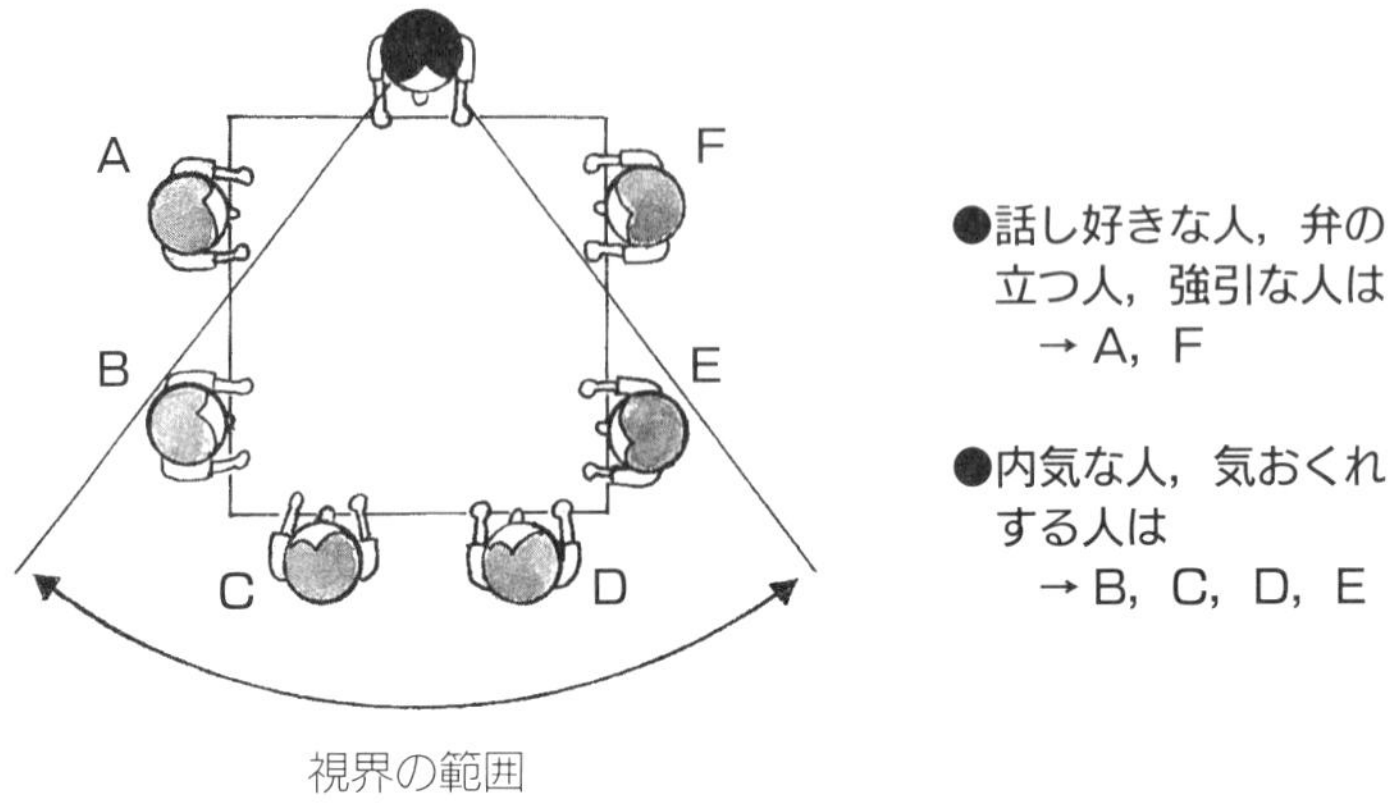

をとる場合が多いようです。

③**教室型**／参加者同士は、お互いの顔が見にくいという欠点があるので、討論というよりは方針の伝達、あるいは症例研究などで映像を使ったりするときに便利なレイアウトです。

レイアウトが決まれば、誰をどこに着席させるか考えなければなりません。どこでも早いもの勝ちということで、勝手に空いている席に座らせるようではダメです。

着席位置を決めるにも、参加者の性格などを判断して決める必要があります。内気なスタッフは、できるだけ司会・進行役の視界の範囲に座らせると、発言を引き出しやすくなります。

〔図表７〕を参考に、座る位置を決めてください。

10 司会・進行役の条件と役割

司会・進行役（ミーティングリーダー）の腕次第・すすめ方次第で、ミーティングの成否は分かれます。ミーティングには目的があって集まるわけですから、しっかりしたプロセス管理（93ページ参照）を行い、一定の時間内で、最終ゴールへ導いていかなければなりません。

司会・進行役に求められる条件をあげると、次のとおりです。

①冷静であること／出席者の意見に対し、すぐに我を忘れてカッとなって、反対したり賛成したり、喜怒哀楽を表に出したりする性格の人は、適任とはいえません。

②公正でえこひいきしないこと／誰しも自分の立場・主義主張というものがあるはずです。それをカミ殺し、公平な立場に立って議事進行ができるような人でなければなりません。ましてや、個人的な好き嫌いの感情は、絶対表面に出さないこと。いい意見は誰の意見であっても、取り上げることです。

③リーダーシップがあること／テーマ一つひとつについて、順序よく参加者全員を討議に参画させ、みんなの意見を引き出し、脱線した場合には毅然とした態度で元に戻す

など、時間内に上手に結論に結びつけることが求められます。強いリーダーシップと少数意見も尊重する誠実さ、さらには参加者を納得させる論理構成力が必要です。

④ユーモアのセンスがあること／ミーティングが硬直状態になってダレてきたり、意見が相容れず収拾のつかない混乱状態になったりしたときなどに、緩和剤としての機智に富んだユーモアは効果的で、かつ参加者の頭を切り替える力を持っています。リーダーには、このユーモアを適時使いこなす能力・冷静さも要求されます。

⑤院長にもハッキリものがいえること／ミーティングが、院長のワンマンショーになりかけたりしたときには、「院長、ちょっと脱線気味ですので、簡潔にお願いします」などと注意し、ミーティングの本来のテーマに引き戻す力量が求められます。

司会・進行役の役割は、ミーティングを成功に導くために、次のようなミーティングのテクニックを駆使する必要があります。

①テーマはひとつずつ取り上げる／テーマを二つも三つも同時に取り上げると、話があっちこっちに飛んでしまい、まとまる話もまとまりません。テーマは重点的に、ひとつずつ取り上げるようにします。

②発言は司会・進行役の許可を得てから／出席者が勝手に話したのでは、ミーティングになりません。発言は必ず司会・進行役の許可を得てから行わせるようにします。

〔図表８〕　司会・進行役の役割

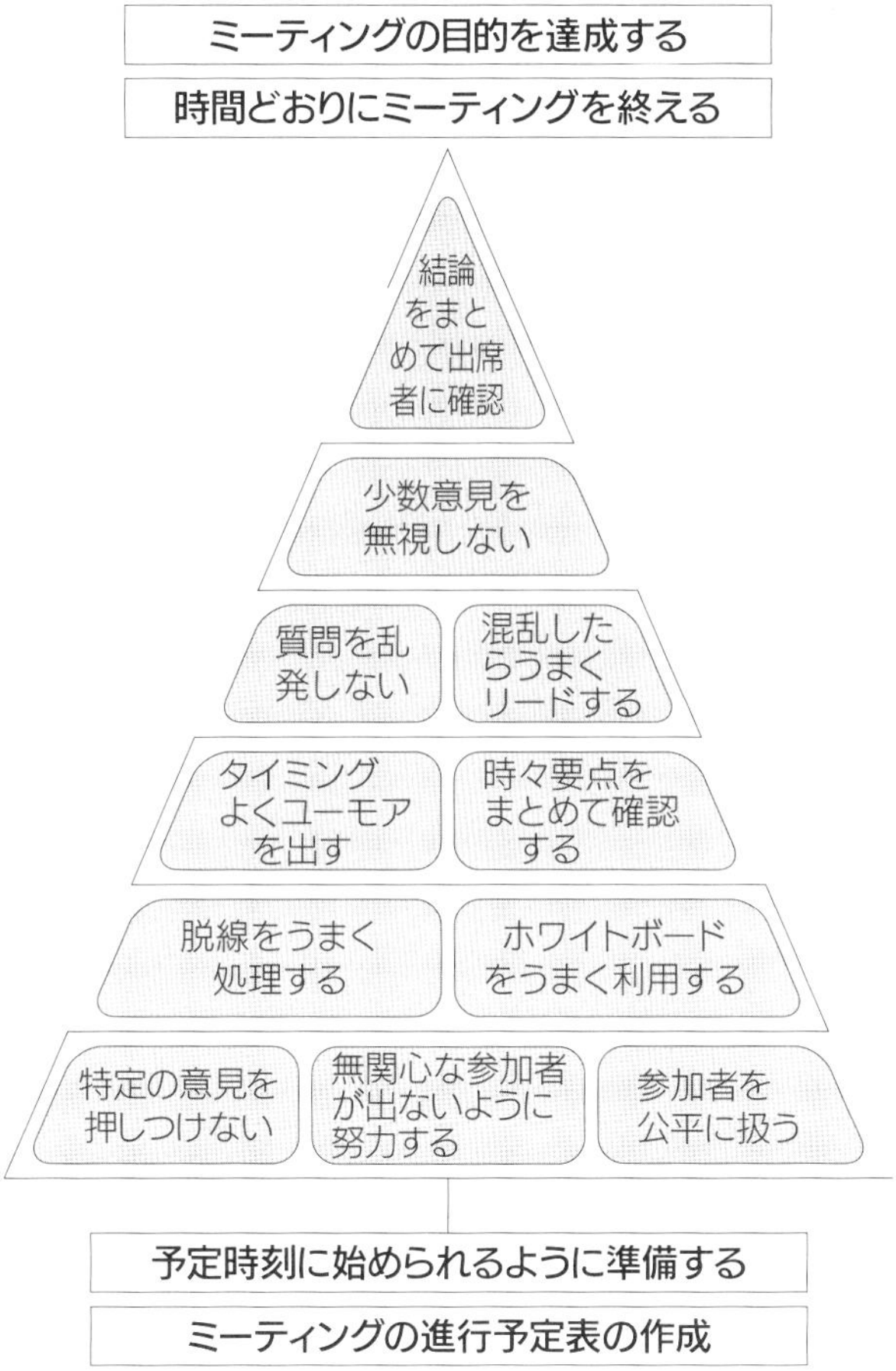
ミーティングの目的を達成する
時間どおりにミーティングを終える
結論をまとめて出席者に確認
少数意見を無視しない
質問を乱発しない
混乱したらうまくリードする
タイミングよくユーモアを出す
時々要点をまとめて確認する
脱線をうまく処理する
ホワイトボードをうまく利用する
特定の意見を押しつけない
無関心な参加者が出ないように努力する
参加者を公平に扱う
予定時刻に始められるように準備する
ミーティングの進行予定表の作成

③発言はよく聞かせ、発言のジャマをさせない／他人の発言中に「アレ、それは違うんじゃない」といった言葉を発する参加者がいたら、話をよく聞くように注意し、発言のジャマをさせないようにします。

④発言者をバックアップする／素晴らしい意見をもっていながら、話しベタなために、発言しても出席者にその意図がうまく伝わらないときがあります。こうした人には「あなたの意見は○○ということですね。後を続けてください」というように、ちょっと後押ししてあげるようにします。発言者も勇気づけられるし、他の出席者も発言の意味がわかり、後を継いだ発言がしやすくなります。

⑤少数意見を尊重する／少数意見が必ずしも不要意見とはかぎりません。少数だからという理由で、その意見を無視しないようにしましょう。

⑥よい質問をたくさん出させる／よい質問は討論を活発にし、考え方を発展させる役割をもちます。質問は思わぬ解決の糸口になることさえあります。

⑦時間管理を行う／ミーティング時間を、プロセスごと（テーマを導入する→意見を引き出す→結論に導く→まとめる）に割り振りした進行予定表を作成し、尻切れトンボにならないように議事進行を行います。

⑧結論をまとめフォローする／最後に、結論をまとめ、ミーティングの決定事項が滞りなく実行されていることを確認し、必要に応じてフォローします。

11 ミーティングのプロセスを理解する

治療方法に一定の手順とプロセスがあるように、ミーティングのすすめ方にもプロセス〔図表９〕があります。

司会・進行役がこの手順を守り、リードすることで、ミーティングの成果（アウトプット）が保証され、ミーティング延べ時間（インプット）の最小化がはかれます。

〔図表９〕　ミーティングのプロセス

①テーマを導入する
↓
②意見を引き出す
↓
③結論に導く
↓
④まとめる

①テーマを導入する

親しみのもてる雰囲気をつくり、相互信頼の気持ちをもたせることによって、参加者を気楽な気持ちにさせるようにします。

まずテーマを紹介し、ミーティングの目的を伝えると同時に、テーマの背景にある事情などの必要な情報も伝えるようにします。テーマを出席者が理解できれば、討議に参加する意欲も高まるはずです。

そして、討議のルールやテーマの優先順位、アウトプットイメージ（ミーティングでの検討項目）についても伝えるようにしましょう。

②意見を引き出す

出席者の知識・経験にもとづく意見やアイデアを引き出し、交換させます。必要に応じて、質問などを通じてより理解を深めさせるようにしましょう。

③結論に導く

終了時刻に近づき、出席者からは十分な意見やアイデアが出尽くしたと判断したならば、結論に導いていきます。

出された意見やアイデアは、そのメリット・デメリットを比較・検討し、結論へと導きます〔図表10〕。

④結論をまとめる

ミーティングの目的、アウトプットイメージにそって結論の合意を得ます。そして、結論を実行に移す際の留意事項についての検討も加えます。さらに、保留事項があればそれを明確にしておきます。

〔図表10〕　**採決の取り方**

⑴　うなずかせる

→「とくに異議がなければ、このように決めてよろしいでしょうか？」というように、司会・進行役がまとめ、全員を見渡して、参加者がうなずいてくれたら、「では、この件は○○のとおり決めました」と宣言する方法。

⑵　賛成あるいは反対といわせる

→「賛成！」「反対！」と、出席者に声を出していわせる方法。賛成か反対かが、全体の流れから明確なときに使うと有効な方法。

⑶　挙手・起立による

→賛成と反対をハッキリさせたいときなどに、簡便的に行う方法。

⑷　点呼を取る

→参加者１人ひとりに「賛成」「反対」「棄権」「保留」といわせる方法。参加者各自の賛否を記録したいときなどに有効な方法。

⑸　記名投票による

→投票用紙に投票者の氏名と賛否の別を書かせる方法。点呼による方法より、さらに参加者各自の賛否を厳密に記録したいときに有効な方法。

⑹　秘密にする

→賛否だけを用紙に記入させ、参加者別の賛否は秘密にしたいときの方法。

12 質問のパターンを知っておく

上手な質問は、討論を活発させる効果があります。また、適度の緊張感をもたせたいときなどにも有効です。

質問にはいくつかのパターンがあり〔図表11〕、それを上手に使いこなすことで、討議を活発にし、ミーティング効果を高めます。司会・進行役は質問のパターンを知り、上手に駆使してください。

①全員への質問／「みなさん、新人スタッフの歓送迎会はどこでやりましょうか？」などのように、ミーティングの最初に行う質問です。もちろん、ミーティングの最中であっても、適度の緊張感をもたせたいときには、この全員への質問を使うと効果があります。

②投げ返し質問／参加者が「司会者を困らせてやろう」「自分ではあまり考えたくない」ということで質問をすることがあります。そのようなときの対抗処置として、「なるほど、よい質問ですね。ところで、あなたはどうお考えですか？」と、逆に質問を投げ返すと効果があります。

〔図表11〕　質問のパターン

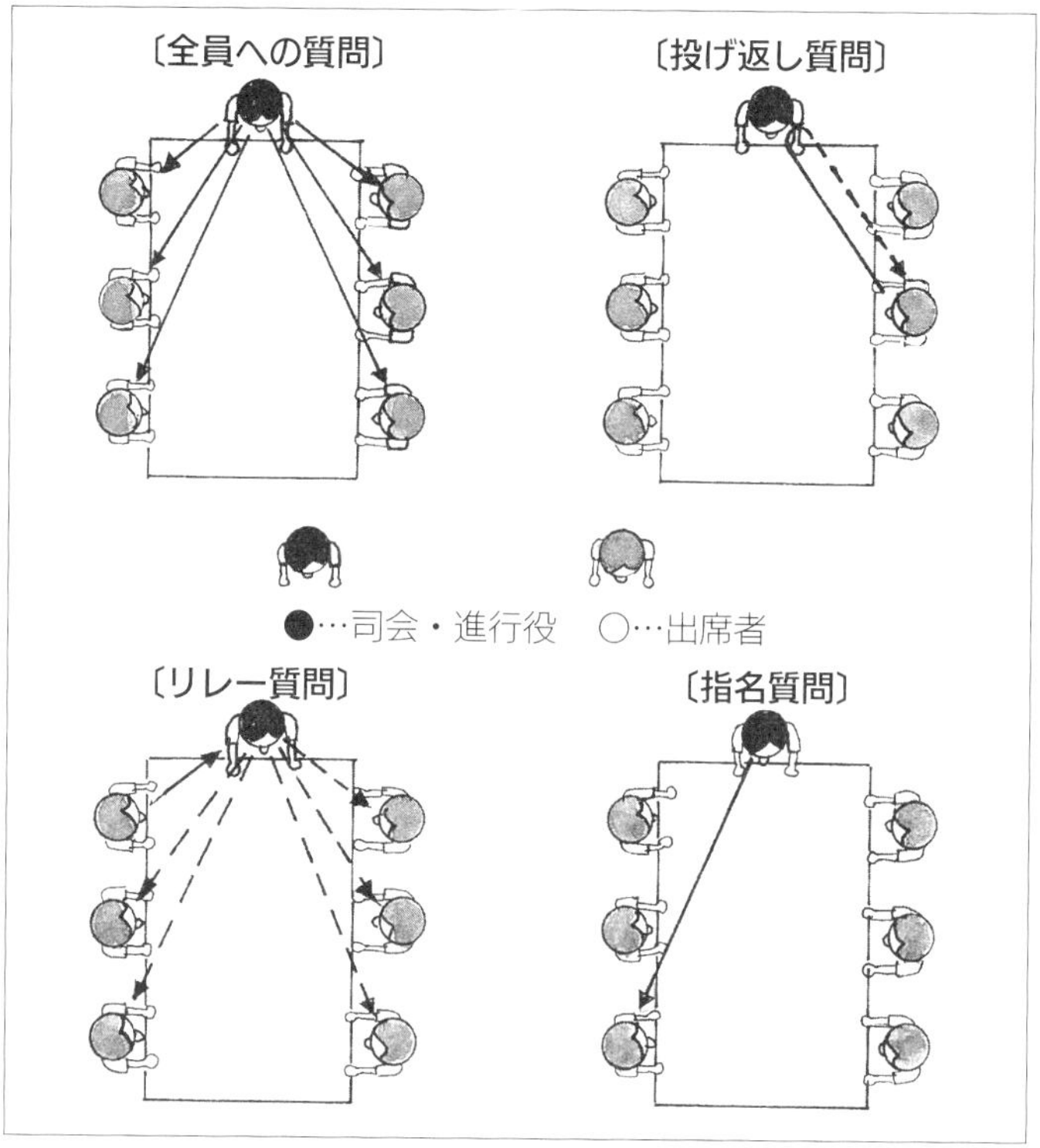

③リレー質問／投げ返し質問が連発できないようなときには、〝全員への質問〟に切り替えてみたり、「〇〇さん、今の私の質問について、どうお考えですか？」と、リレー式に別の人に質問し直すことが有効な場合もあります。このリレー方式の質問のことをリレー質問といいます。

④指名質問／「〇〇さん、歓送迎会はどこでやりましょうか？」というように、特定の人に質問するやり方。このパターンは、参加者全員にムラなく発言させたいときに有効です。

13 ミーティング参加者の心得

1　ミーティング前の心得

①定刻に出席する／歯科医院の場合、職場とミーティングルームが離れていることはあまりないでしょうから、原則3分前には、会場に入っていること。ミーティングは遅刻者を待たずに、極力、開始するようにしたいものです。そうすれば、遅刻した人は次回から遅刻しないように注意するはずです。遅刻者を待っていると、定刻にきた人は待たされ損で、次回からみんな定刻より遅れて参加しかねません。

②配布資料は事前に目を通しておく／ミーティング前に配布された資料などは事前に熟読し、疑問点や意見をまとめておくようにすべきです。

③下調べをする／必要に応じて下調べをして出席します。下調べなく参加して思いつきの発言をすることは、ミーティングの混乱の元にもなります。また、説明資料は前もって必要枚数をコピーして持参するようにします。

④ミーティング中の仕事の処理を決めておく／ミーティングのため、日常業務を中断させるような場合は、ミーティング中の電話や、急な用件の処理方法を決めておくべき

です。自分がミーティングに出席することで、第三者に迷惑をかけないように心がけることが肝要です。

2　ミーティング中の心得

①司会・進行役に従う／発言する際には、必ず司会・進行役の許可を得て行うこと。勝手な発言は許されません。司会・進行役は、飛行機のパイロットです。ミーティングという飛行機に乗った参加者は、リーダー(司会・進行役)というパイロットの指示に従うことが要求されます。

②出席者同士はお互いに尊重しあう／はじめから喧嘩腰だったり、無礼な言葉を発したり、個人の欠点を指摘したりなどは、厳に慎まなければなりません。

③必要資料以外は持参しない／ミーティングに関係ない書類などは、持ち込まないことです。新聞や雑誌をもっていて、ミーティング中に盗み見するのはもってのほかです。携帯電話も持ち込まないようにします。持参する場合には、最低限マナーモードにしておくべきです。

④みだりに会場を離れない／ミーティング中に資料を取りに行ったり、電話をかけに行ったりしないこと。ミーティング中の呼び出しも避けるようにすべきです。進行を妨げるだけでなく、準備不足が露呈していることになります。

うにします。

3　ミーティング後の心得

〝終わりよければすべてよし〟ということで、最後のケジメだけはしっかりとつけるようにします。

①ミーティングの結論に従う／ミーティングの結論が、自分の意図に沿わないという理由で「私はこんな結論に従えない」と反対することは、ミーティングそのものを否定することです。結論は、参加者全員の知恵を出し合い、総意で決めたものです。ミーティングの結論には快く従うべきです。

②挨拶して散会する／ミーティングが終了したら、司会・進行役や他の参加者にひと言「お疲れさま」と、気持ちのよい挨拶をして別れます。

③議事録をチェックする／議事録に書かれている内容が間違っていないか、大事な点が漏れていないかをチェックします〔109ページの図表12参照〕。

④報告する／所属部門の代表として参加した場合は、ミーティングの結論を、所属部門の人たちに議事録にもとづいて報告します。

⑤実行する／ミーティングの結論にもとづき、やらなければならないことがある場合には、すみやかに実行計画を立て、実行するようにします。

⑥反省する／ミーティング中の態度なども含めて反省し、次回のミーティングに活かすように心がけます。

14 よい聞き手になる5つの条件

①発言の真意をくみとる／発言者が「何をいいたいのか」言葉の真意をくみとるために、発言のポイントをメモしながら聞くようにします。

②内容を区別して聞く／発言の内容には、事実を述べている部分と、事実にもとづく判断を述べている部分が考えられます。発言者は、そのどちらをいっているのか、区別をして聞くようにします。

③素直な気持ちで聞く／はじめから「あの人の意見はどうせたいしたことない」と先入観をもって聞かないこと。素直な気持ちで耳を傾けるようにします。

④意見が割れたら全員で調整する／意見が一致しない点は、参加者全員で比較検討して調整するようにします。よく話し合うことで解決の糸口を見つける努力をします。

⑤心を開いて臨む／自分の考えにとらわれてしまって、素直に他人の意見に耳を傾けられない参加者は、ミーティングに出席する資格はありません。支配的な立場にいる参加者だったら、自分の意見を適当に抑制することも必要です。参加者一人ひとりが、虚心坦懐に参加することが、よりよい結論を導き出すポイントです。

15 上手な発言のコツ

発言は、相手に理解されてはじめて意味があり、ひとり相撲では無意味なことです。参加者に理解してもらうコツは次のとおりです。

①「参加者」のレベルを考える

ミーティングには、テーマに関心のある人・ない人、理解力のある人・ない人など、いろいろな人が出席している可能性があります。参加者全員に理解してもらうには、もっともレベルの低い人を基準にして、発言の準備をすべきです。

なお、発言の際には、当然熟知している人もいるでしょうから、「すでにご承知のこととは思いますが……」と断りを入れてもよいでしょう。

②出席者の関心を惹きつける

出席者全員に理解してもらうには、出席者に説明を聞いてみたいという気持ちを起こさせること。そのためには、事前に話の内容を整理し、場合によっては実物を準備するなど、視覚に訴えるような方法をも取り入れた説明を行うことです。

また、発言中は司会・進行役や他の参加者のほうに視線を注いで、その反応にも注意します。適度なユーモアも必要です。

③言葉づかいに注意する

差別語を使わないことは当然ですが、ハッキリした発音で、誤解されないよう注意しなければなりません。

日本語にはショウカイ（紹介と照会）、キケン（棄権と危険）、セイカク（性格と正確）のような同音異義語があります。誤解を生む元ですので、注意して使用するように心がけてください。また、カタカナ語や略語を多用すると、嫌味な印象を与えますので、適切な日本語があったら言い換えるほうが無難です。

④確認の質問を行う

長時間にわたる発言の場合は、話の区切りや要所要所で、「これまでのところで、何か質問はありませんか？」と、確認を入れることによって、参加者の理解の程度がわかり、不十分な点を補うことができます。このことは、今後の説明のしかたを工夫する材料にもなります。

⑤参加人数を考慮する

説明に必要な資料をどのくらい準備すべきかは、参加人数の数で決まります。２人で１部の資料を見るというのは、お互いに譲り合うためよくありません。資料は全員に配布するか、まったくしないかのどちらかにすべきです。

16 反対意見はなぜ出るのか？

ミーティングでは、当然ながら考え方のベースが違ったり、置かれた状況、持っている情報量の差で、反対意見が出ます。そうした筋の通った反対意見だけではなく、反対のための反対がけっこう出るものです。司会・進行役は、そうした筋の通らない反対には、毅然とした態度で臨み、ムダな時間を排除するよう、全体をリードしていくべきです。

反対のための反対は、主に次のような心理から生じます。

①変化に反対する／人間、現状どおりのほうが慣れているので、ラクでよいと思っています。医院のスタッフも同じで、現状のやり方を変えることに抵抗を示します。

②実行が難しい／提案自体には賛成だが、実行するにはあまりにも解決すべき問題が多いという理由で、反対か、見送りを主張します。

③あら探しをする／完璧な提案自体ありえないのに、欠点を必要以上に誇張して反対します。提案の良い点はあえて見ないようにします。

④感情的に反発する／提案者が、気に入らないという理由で反対します。また、自分以外の提案については何でも反対します。

17 上手な反対意見の出し方

理由なき反対は、ミーティングの成果をゼロにしかねません。反対の理由は明確に示すようにします。

①自分の主張をハッキリ示す／アイマイな主張は、時間のムダになるだけで何の意味ももちません。自分として「何が」「どういう理由」で反対なのかを、参加者全員にわかるように、自信をもって主張するようにします。

②事実を示す／事実はひとつです。その判断はいろいろなことが考えられます。まず事実について、参加者全員が納得するような証拠（データ）を提示して、反対するようにします。

③提案の利点と欠点を示す／反対意見を出すときは「自分の提案が実施されたら、こんな点でよくなる」と、できるだけ具体的に利点を示すようにします。

また、どのような提案でも、欠点がまったくないということはありえません。欠点を隠すのではなく、その欠点が提案を実施する上で、致命的なものではないことにも言及するようにします。

18 議事録を作成するときのチェックポイント

議事録のないミーティングは単なる井戸端会議です。ミーティングが終わったら、必ず議事録を作成するようにします〔図表12〕。

①決定事項を重点に記録する／議事録で肝心なのは決定事項です。決定事項に漏れがある議事録は、ただの〝紙切れ〟です。

②スピーディに要点を書き取る／一字一句、忠実に書き取ろうとすることはムリですし、ムダです。主旨を聞き逃さないためには、「つまり」「そこで」「要は」というキーワードに注意して記入します。

③項目をあらかじめ決めておく／必要事項の漏れをなくすためには、事前に記入項目を決めておくべきです。そのためには、５Ｗ１Ｈが有効です〔76ページの図表４参照〕。

④その場で確認する／ミーティング終了時点で、出席者全員の前で議事録のポイント（とくに決定事項）を読み上げ、確認を取るようにします。

⑤すみやかに配布する／作成した議事録は、すみやかに即日あるいは翌日には配布するようにします。

〔図表12〕　ミーティング議事録

ミーティング議事録				作成年月日	年　月　日（　）		
				検印	検印	作成	
議題（テーマ）							
日　時	予　定	年　月　日（　）		時　分〜	時　分		
	実　績	年　月　日（　）		時　分〜	時　分		
場　所							
出席者							
欠席者							
決定事項							
討議事項							
その他							

19 ミーティングが終わったら、チェックリストで評価する

ミーティングは1回限りではありません。院内でテーマを変え、何度も開かれるものです。医院にとって効果的なミーティングになるようにしていくには、司会・進行役はミーティングが終了したら、謙虚に反省し、次のミーティングに生かしていかなければなりません。

歯科医院の場合、ミーティングは比較的少人数で行われ、しかも参加者はスタッフ全員というケースがほとんどかと思います。ですから、司会・進行役はもとより、参加者全員で、ミーティングのチェックをすべきです。

次ページに、そのためのチェックリスト〔図表13〕を掲示していますので、ぜひ、反省・評価のツールとしてご活用ください。

有意義なミーティングは、参加者相互の発言がお互いの刺激にもなり、成長のキッカケともなります。院長先生から見れば、スタッフ教育の手段としても有効です。ミーティングのもつ効用をよく理解して、大いに活用していくことが、医院の発展につながること間違いなしです。

〔図表13〕　ミーティング評価　チェックリスト

25項目の評価項目があります。1項目4点満点で合計100点満点です。ミーティング後の評価にお使いください。
4：最高に良い　3：良い　2：悪い　1：最悪である　4段階評価ということで“普通”という評価はありません。

ミーティング評価チェックリスト

ミーティング名	
評価者	

区分	No.	チェック項目	評点 4	3	2	1
ミーティングの企画	1	アウトプットイメージは描きましたか？				
	2	ミーティング進行予定表は作成しましたか？				
	3	出席メンバーの人選に問題はありませんでしたか（人数と質）？				
	4	開催日時はどうでしたか？				
	5	会議場の選び方に問題はなかったですか？				
	6	会議場のレイアウトはどうでしたか？				
	7	出席メンバーへの通知に問題はなかったですか？				
	8	着席位置に問題はなかったですか？				
ミーティングの開催	1	司会・進行役はその役割を十分に果たしていましたか？				
	2	司会・進行役は先を急いでいるようなことはなかったですか？				
	3	議事進行を妨げるようなことはありませんでしたか？				
	4	テーマからそれたような発言はありませんでしたか？				
	5	出席メンバーのマナーはよかったですか？				
	6	他人の発言はしっかり聞いていましたか？				
	7	出席メンバーの発言は活発でしたか？				
	8	出席メンバーの発言にかたよりはありませんでしたか？				
	9	まったくひと言も発言しなかった出席メンバーはいませんでしたか？				
	10	発言者の話し方はわかりやすかったですか？				
	11	聞き手は発言を理解しようという努力をしていましたか？				
	12	欠席・遅刻・中座者はいませんでしたか？				
	13	よい結論を出す努力を全員でしていましたか？				
	14	結論を実施に移す努力を全員でしていましたか？				
	15	ミーティングは定刻に始まり，定刻に終わりましたか？				
	16	議事録の作成・配布はスムーズにいきましたか？				
	17	ミーティングの成果は，十分に満足できるものでしたか？				

点

第5章

ミーティングを効果的にすすめる勘どころ

1 ミーティングを効果的にすすめる

第4章でも述べていますが、ミーティングが効果的に行われるかどうかは、事前準備・計画立案をしっかり行うことができるかどうかにかかっています。〝準備なくして成果なし〟です。

ミーティングを行う際には、主催者（院長か司会・進行役）が事前に検討するテーマを決めて、どのような目的で、どのような話をするのかを決定した上で、事前に、参加者全員にミーティング資料を渡すようにします。ミーティングの目的を、参加者全員が事前に共有しておくことで、ブレのない討議が行われ、時間的にも効率的にすすめることができます〔図表4参照〕。

ミーティングの開催時には、司会・進行表を活用すると、誰が司会を務めることになっても運営がスムーズにできますし、参加者全員で主体性をもって取り組むことが可能となってきます。

また、ミーティングでの説明の際には、ミーティング資料だけでなく、ホワイトボード、スライド・パソコンなどを活用するとより効果的です。

口頭での説明のみでは、聞いている側は十分理解しにくいものですが、視覚に訴求することで、理解度は大幅に改善していきます。

ミーティング終了時に忘れてならないことは、必ず議事録を残すことです。これは、参加できなかったスタッフが決定事項を確認できるようにすること、後日改めて振り返ることができるようにすること、そしてミーティングで決定したことが確実に実行されるようにするためにも必要です。

決定事項を実践しないままにするのであれば、ミーティングの意味はありません。実践できるまで、個々のスタッフへのフォローを行うことが重要です。そのためにも、議事録の作成は不可欠なポイントといえます（109ページの図表12参照）。

1　ミーティングを効果的にすすめるために……

■ミーティング開始前の準備・計画立案

・事前に検討するテーマを決める
・資料を作成する
・開催する目的を参加者全員が共有する

■ミーティングの開催時

・司会・進行表を活用する

・医院のステージによってすすめ方を検討する
↓ボス・マネジメントスタイル〔26ページ、図表1参照〕
↓インタラクティブ・マネジメントスタイル〔28ページ、図表1参照〕
↓エンパワーメント・マネジメントスタイル〔30ページ、図表1参照〕
・ホワイトボード、スライド、パソコンなど効果的に活用する

■ミーティング終了時

・議事録を残す
・実行できるまでフォローする

2 ミーティングの基本的な進行表

実施日時　○○年○月○日（○曜日）
司　会「起立」
司　会「ただいまより、○月○日のミーティングを開始します。よろしくお願いします」
司　会「全員で医院理念の唱和をお願いします」
全　員「全員起立したままで医院理念の唱和」
司　会「着席」

司　会「院長先生お願いします」
院　長「挨拶と本日のミーティングの目的を説明」
参加者「質問」
院　長「疑問点等に返答」
司　会「院長先生ありがとうございました」
司　会「では次に、今月の目標の達成状況の報告を○○さんお願いします」
担当者「目標達成状況の報告」
司　会「各テーマの進捗状況の発表をお願いします」
各担当者「進捗状況の報告」
司　会「連絡事項はありませんか？」
参加者「連絡事項・報告」
司　会「これで、○月○日の全体ミーティングを終了します」
司　会「ありがとうございました。次回のミーティングは、○月○日に行いますので、よろしくお願いいたします」

2 ミーティングを効果的にすすめるさまざまな演出

ミーティングを行う際に、空間の演出や雰囲気づくりにも適切な配慮をすることが、効果的にすすめるためのポイントです。

ミーティングに慣れていない歯科医院の場合、ミーティングの参加者はどうしても緊張しがちです。いくら「緊張しないで、リラックスしてやりましょう」といっても、ミーティング自体に慣れていないわけですから、楽しみながらできるはずはありません。

その際には、最初からいきなり難しい打ち合わせに入るのではなく、適度にアイスブレイク（次項参照）を入れることで、参加者の緊張感をほぐしてからスタートすることをおすすめします。

前述のように、ミーティングは、むやみに長時間続けても効果は期待できません。人間の集中力は、取り組む対象によっても異なりますが、20分という学説もあるようです。あまり長く続けないで、適度な時間で休憩（10分程度）をはさみながら、1回当たりのミーティングは長くても1時間～1時間半以内には終わるようにしましょう。

ミーティングを進行する際には休憩時間のとり方も、ミーティングの効果に影響を与えます。ちょっとダレた感じになり、発言が少なくなったりしたら、休憩時間をとり、リフレッシュすることです。

活発な意見交換が不足している場合には、参加者のテンションを高める必要がありますし、緊張感で率直な意見が出にくい場合には、リラックスするための演出が必要になってきます。

テンションを高める場合と、リラックスを求める場合とでは対策が異なりますので、目的に応じた休憩時間を過ごせるように配慮していきましょう。

＜テンションを高める＞

・音楽（ミーティングの開始前は、活気のある音楽でテンションを高める）
・飲料（コーヒーや紅茶など、カフェイン入りの飲料で集中力・記憶力を高める）
・ガムを噛む

＜リラックスする＞

・音楽（ミーティングの休憩中は、心の落ち着くクラシックなどの音楽）
・飲料（好みの飲料でリラックスする）
・糖分を摂取する（ミーティング中は食べないほうが、話に集中しやすくなる）
・軽い運動
・ミーティングと関係ないおしゃべり

3 適切なアイスブレイクを取り入れる

参加者の緊張感を解きほぐすには、アイスブレイクが効果的です。

アイスブレイクとは、直訳すると〝氷が解けること〟です。つまり、アイスブレイクとは、氷のように固まった人の心を溶かして、その場の雰囲気をなごませ、参加メンバー同士の抵抗感をなくすことを目的として、ミーティングなどの前に行うグループワークの総称をいいます。

『エブリデイ・ジーニアス〝天才〟を生み出す新しい学習法』の著者であるピーター・クライン氏が提唱し、実践マーケッターの神田昌典氏が日本に紹介した〝グッドアンドニュー〟もそのひとつです。

〝グッドアンドニュー〟というのは、身の回りで最近起こったことの中で、楽しかったことや感激したこと、新たに気づいたことに関して、クッシュボール（ボールでなくても何でも可）を受け取ったメンバーから発表していき、発表したメンバーが次のメンバーにボールを投げていくというルールで実施していきます。

とくに、歯科医院のスタッフは、人前で発言したり、話をしたりすることに慣れていないため、終始緊張した精神状態の中でミーティングを行いがちです。ミーティングの前に、この〝グッドアンドニュー〟を実施することによって、リラックスした心理状態でミーティングに臨めるようになります。

〝グッドアンドニュー〟の重要なルールは、プラス思考の話をすることです。前向きな発言をすること、聞くことにより、それ以降の仕事に積極的に取り組むことができるようになります。そして、話し終わったら拍手をする、ボールを投げる・受け取るというカラダの動きによって、よりリラックスしながら、ミーティングを進行できるメリットがあります。

もっと簡単なアイスブレイクは、単に隣のメンバーと「これからミーティングですよ。頑張りましょう」という意味を込めて握手を交わすものです。その上で、ミーティングをはじめると、けっこう発言が多くなります。

このようなアイスブレイクは、他のメンバーの普段の仕事では見ることのできない日常の素顔を見る機会になると同時に、お互いに緊張感が解けることで、活発な意見交換のできるミーティング環境を生み出してくれます。

司会・進行役は、ミーティング開始時5分間のちょっとした工夫によって、重苦しいミーティングの雰囲気を変えることが大事です。

4 オープン・ミーティングとクローズド・ミーティングを使い分ける

歯科医院で行われるミーティングの種類は、大まかに「オープン・ミーティング」と「クローズド・ミーティング」の二つに分類することができます。

(1) オープン・ミーティング――全員参加型

例：全員が参加しての院内会議

オープン・ミーティングは、基本的に全員が参加できるミーティングです。

院内全般の決めごとや話し合いを行うような、全員参加型のミーティングは、オープン・ミーティングです。

(2) クローズド・ミーティング――対象参加型

例：チーフミーティング、歯科衛生士ミーティング、個別面談など

クローズド・ミーティングは、組織の階層や業務内容によって対象者が限定されるミーティングのことです。

院長先生が個別にスタッフを指名して行う個別面談や、歯科衛生士だけが集まってリ

コール率を高めるための取り組み、歯科衛生士だけで行う口腔ケアのスキルを高めるための勉強会・技術研修、受付スタッフだけで行う受付業務向上のための研修などのミーティングは、クローズド・ミーティングに当たります。

ミーティングを採り入れている歯科医院の多くはオープン・ミーティングとクローズド・ミーティングを使い分けて実施しています。しかし、業績の良い組織・業績の良い医院であればあるほど、クローズド・ミーティングを開催する頻度が、オープン・ミーティングを開催する頻度に比べて多くなる傾向があるようです。

クローズド・ミーティングが多い組織では、院長が中心となってミーティングでの取り組みに関して号令をかけるのではなく、個々のスタッフがそれぞれの立場で、組織をよくしていくためにはどうすればよいのかを検討できています。

院長がオープン・ミーティングで、ボス・マネジメント的にトップダウン型の指示ばかりしている組織では、いくら院長がハッパをかけても、簡単に業績がよくなるはずがありません。

オープン・ミーティングの回数が多い歯科医院では、院長の指示と実際のメンバーの行動が伴わないことが多くなってしまいがちですので、できるだけクローズド・ミーティングを取り入れるようにし、スタッフの自主性に任せる工夫をすべきです。

5 ミーティングのコストを確認しておこう

ミーティングに参加しているスタッフは、クリニックにとって大切な財産です。そのスタッフが参加するミーティングの時間は、何にも代えがたい貴重な資源であることを再確認しなければなりません。

ミーティングの時間を、診療や他の取り組みに当てた場合に得ることのできるメリットには何があり、ミーティングによってそのメリットを得ることができなくなる場合は、発生する機会損失に何があるかをチェックしておきましょう。

ミーティングを開催するにあたっては、どのようなコストを代償に取り組んでいるのかを、スタッフ全員で認識した上で実施する必要があるのです。

たとえば、月給与25万円（月間176時間勤務）の5名のスタッフと院長が、1時間のミーティングを開催すると、どれくらいのコストになるのでしょうか?

月給与25万円の歯科衛生士1人当たりの給与を時間給で計算すると、1420円ですから、5人分のミーティング時の合計給与は7100円になります。しかし、これがすべてのコストというわけではありません。

この1時間のミーティング時間を診療に当てた場合、それによって受け取ることのできる医業収入が機会損失として発生するばかりか、院長自身の時間給与も、コストとして発生するのです。

月間医業収入が６００万円の歯科医院の場合、22日の診療とすると、1時間あたり約3万４０００円の医業収入です。院長が医業収入の20％の給与を得ていたと計算すると、院長の時給は約７０００円になります。この歯科医院が1時間のミーティングを行った場合のコストは、これらすべてを加えた額となり、約5万円の単純コストが発生することになります。

また、金銭的な面ばかりではありません。ミーティングを開催するためにアポイントを延ばす必要がありますし、全員のタイミングが合う時間帯を作るために、なんらかの犠牲を払うことも必要でしょう。

といって、多くのコストが発生するから、ミーティングの開催を控えましょうというのではありません。ミーティングは、多くのメンバーが時間やコスト以外にもさまざまな犠牲を払って開催するわけですから、それ以上の成果が求められることを認識してほしいのです。

院長は、このことをメンバー全員へ周知徹底した上で、成果の上がるミーティングに取り組む必要があります。

第6章

ミーティングで課題を共有化しやる気を高める

1 ミーティングにグループ・コーチングを取り入れる

〝コーチング〟というと、一般的に一対一で行うパーソナル・コーチングが主流ですが、中には、経営者対全スタッフなど、複数名で行うグループ・コーチングという方法があります。

このグループ・コーチングは、個々のメンバーの成長が、組織全体の成長につながるという考えを前提に、複数名でコーチングを行う方法。この方法を取り入れたミーティングでは、単に進行表にそって、形式的にミーティングをすすめるのではなく、スタッフ全員の意見を引き出すことに重点がおかれ、メンバー全体が能動的になれるように導いていくものです。

これは、インタラクティブ・マネジメントスタイル（28ページ参照）の段階で効果を発揮する方法で、取り組み方次第では、「気づき」や「行動変容」という点で、通常のミーティングよりもはるかに高い効果が得られます。

グループ・コーチングを導入される際には、自分の意見にそぐわないスタッフを排除することなく、いかにスタッフを理解することができるか、やる気を促し、向上心を醸成できるかが重要なポイントとなります。

そのため、院長は、自分の意見と異なるメンバーの発言を真っ向から否定するのではなく、メンバー一人ひとりの発言を肯定することからはじめます。それができなければ、誰もミーティングに参加したいと思わなくなり、結局、受け身のミーティングになってしまい、元の木阿弥と化してしまいます。

グループ・コーチングの取り組みを、組織として活かすためには、次のＳＴＥＰが必要になります。

★ＳＴＥＰ１：問題点を列挙し明確化する

最初に、参加メンバーに現状の医院の課題をあげてもらい、あがった課題を整理していきます。課題は、医院全体に関するものでも、特定の部門、特定のサービスレベルに関するものでも、どのようなレベルでもかまいません。考えられるだけあげてもらい、その中から今回のミーティングで話し合うテーマを決定します。

★ＳＴＥＰ２：現状を把握する

話し合うテーマが決まったら、課題の発生の原因をメンバー全員で追究していきます。課題の根本的な発生原因を追究していくと、原因が明確になっていくと同時に、抜本的な改善案にたどりつけるものです。

ただ単に〝もぐらたたき〟のように、顕在化した課題ばかりを表面的に改善していたのでは、根本的な組織改革にはつながりません。

また、課題が発生した背景を全員で検討する機会をつくることによって、その課題に対してのメンバーの本気度が高くなる傾向があるのです。

★ＳＴＥＰ３：解決策を検討する

課題を根本的に改善するための解決策を検討していきます。

この時には、課題の大小に関係なく、当事者として直面した課題に対応することが重要なポイントなのですが、グループ・コーチングのメリットはその点にも顕著にあらわれてきます。

★ＳＴＥＰ４：改善スケジュールを共有化し期限を設定する

課題解決策の検討が終わったら、次に改善スケジュールを立案していきます。

ミーティングでいくら取り組むべきことを決定しても、実践しないかぎり、結果になってあらわれることはありません。

その際にも、コーチング手法を取り入れて、「いつ頃だったら改善可能だと思う？」というように、メンバーの自主性を重んじてスケジュールを決定していきます。このように、具体的にスケジュール化して、達成期限の設定を忘れないように、メンバー全員で改善スケジュールを共有するようにします。

2 コーチングに必要なスキルを学ぶ

グループ・コーチングはもちろん、一般的なコーチングの際に、とくに必要となるスキルが**「傾聴力」「洞察力」「承認力」**の三つです。

ここでは、三つのスキル――「傾聴力」「洞察力」「承認力」について、院長・組織のトップとして、ミーティングの主催者として、時には司会者として、身につけておきたい三つのスキルを具体的に説明していくことにしましょう。

「傾聴力」とは、ただ単に「聞く」のではなく、内容を深く理解し、適切な相づちを打ちながら、相手の話を引き出すことができる能力です。まさに「聴く」という表現が適切です。この傾聴力を高めるためには、ただ聴くだけでなく、そのための「質問力」も重要になってきます。

ポイントとしては、タイミングよく、耳障りにならない程度に「なるほど」「そうですね」などの相づちを打ちながら、「相手の言葉」を復唱したり、相手の言葉から予想される「気持ち」を代弁して発し、相手の言葉を引き出す効果的な質問をしたりすることがあげられます。

聴くときに注意したいことは、相手の気持ちや言葉を真っ向から否定してしまわないことです。これは、相手のコミュニケーション努力を台無しにし、相手を威圧・萎縮させてしまうので、相手に気づき・行動変容をもたらすコーチングにつながりません。

次に**「洞察力」**についてです。洞察力といわれて、皆さんは何を想像されますか？

一般的に洞察力とは、相手がどういう動きをしているか注意深く見ること、感じ取ることを指す場合が多いかと思います。しかし、ここでいう洞察力とは、ミーティング中の空気を読み、全体の意識を把握した上で、ミーティングの流れが軌道から逸れた場合に、正しい軌道に戻すスキルのことをいいます。

複数の参加者で行うミーティングでは、ついつい議題から逸脱してしまったり、他のスタッフの発言中に意識を集中できていないスタッフがいたりすることが起こりがちです。そんな時に、司会・進行役はその場の流れを察知して、適切なリアクションを起こす必要があります。

たとえば、1人の発言時間がついつい長くなってしまったとき、集中力が途切れたスタッフに、さりげなく「○○さんもこういった場面に出くわしたことある？」「○○さんならどういうふうに対処する？　何か意見ある？」と質問を投げかけてあげると、相手は自発的に「ミーティングに参加しなければ！」という意識を、再度ふるい立たすことができます。そうすることで、他のスタッフの参加意識も高まりますし、ミーティング全体にピリッとした適度な緊張感が戻ってくるのです。

「承認力」は、簡単にいえば、相手が何かを成し遂げたときや力を発揮したときなどに、それを受け止め、相手の自信と喜びにつなげる能力のことをいいます。

別の言い方をすれば「褒める能力」ということもできるでしょう。ただし、「褒める」といっても、やみくもに「すごいね」「さすがだね」「素晴らしいね」という言葉を連発すればいいわけではありません。誰もが使う褒め言葉は、かえって相手との距離を離してしまいかねません。

承認力のポイントは「具体性」です。相手がいつ、どこで、何を、どうやってやり遂げたのかということを具体的に把握し、それを言葉に表し、そしてそれに対して自分がどう思うかという、感謝と敬意を表現することが重要なのです。

この三つのスキルを磨くことで、ミーティングが効果的に運営できるのはもちろん、スタッフとの良好なコミュニケーションが可能となります。

コーチングを効果的に活用したミーティングから得られる信頼関係は、個々のつながりから、院長・スタッフ全員のつながりへと、医院の組織を生き生きとさせ、医院を成長させるきっかけになります。

3 症例検討会を効果的に活用する

コンサルティングにおうかがいした際や、セミナーなどの質疑応答の中で、多くの院長から、

「いつもスタッフに、医院の経営方針を伝えているにもかかわらず、なかなか理解できていない」

「治療のマニュアル化をするようにいっているのですが、ちっともすすんでおらず、治療方針がスタッフに伝わらない」

「いつもコミュニケーションをとっているようにしていたのだが、スタッフの理解が不十分である」

という声を耳にします。

このようなケースでは、短時間でも、定期的に症例検討会を実施すると効果的です。この症例検討会は、頻度を高めれば高めるほど効果が高くなります。

たとえば、午後の診療前30分間を、定例の症例検討会の時間として、勤務時間に組み込み、純新患にしぼって担当者が説明していく方法を採用している歯科医院も増えているよ

うです。

純新患だけであれば、昨日の午後に1人と今日の午前中に1人と、せいぜい来院した患者さんは、合わせて2人程度という歯科医院が多いでしょうから、説明に時間がかかり過ぎるということはありません。また、説明を担当スタッフに求めても、そんなに大きな負担になるわけではありません。それどころか、考えられる負担以上にそのメリットは大きいのです。

たとえば、症例検討会を開催するメリットとして考えられるのは、

①院長の考えや治療方針を確認する機会が増えるため、自然に院長の価値観を医院全員で共有化する機会となる

②すべての純新患の口腔内を、全員が認識する機会ができることから、スタッフの来院者に対する関心度が高くなる

などがあり、プラスになることばかりです。

症例検討会を定期的に実施することで、今まで以上に質の高い治療・サービスの提供を可能にしていくことができます。

歯科衛生士などの診療スタッフにとって、症例検討会は自らのスキルを高めるチャンスですし、他のスタッフにとっても他人事ではなく、参加することによって医療従事者として一歩前進する機会にもなります。

4 成功事例だけでなく、失敗事例も共有化する

現状をみると、失敗事例を積極的に共有化する文化をもつ歯科医院・組織は少ないようです。

多くの組織では、ミーティングの中で、主に成功事例の共有化をはかっています。しかし、成功事例中心のミーティングでは、内容が美化されるケースや偏った事例になる場合が多くなってしまいがちです。

人間は、自分自身の失敗を隠したがる習性があるものですから、成功事例中心のミーティングに取り組みがちになってしまうのです。そのため、なかなか失敗事例を共有化することはできません。

大手企業においても、失敗の共有化や不正を顕在化する仕組みが整っていないケースが多く、昨今の老舗食品メーカーが製造期限を偽るなど、企業の不祥事が多数発生しているのもそのあらわれでしょう。

そうした企業では、失敗事例を個々の担当者レベルにとどめてしまったり、失敗事例を組織全体で把握・活用する仕組みの構築を怠っているのです。

歯科医院においては、取り巻く外部環境が変化する中、今後、医療機関というだけで、小さなミスに地域生活者が過敏に反応することが予想されます。小さなミスが、クリニックの存亡に大きく関わる状況になってくるのです。

このような環境の中で、繁栄することのできる歯科医院の条件は、失敗事例を共有化する仕組みを構築することです。つまり、効果的な改善活動に取り組み、失敗事例を次のステップに活かすことができる仕組みづくりなのです。

失敗事例を共有化するためのステップは、グループ・コーチングであげた、改善のためのステップと同じです。

まず失敗事例に関する

「事実関係の確認」（第1ステップ）→

「失敗に至った原因の把握」（第2ステップ）→

「改善方法の模索」（第3ステップ）→

「組織全体へのフィードバックの仕組み」（第4ステップ）

の順に検討する必要があります。

このようなステップを文書（クレーム報告シート）で共有化することも、欠かせない取り組みです。また、「ヒヤリ・ハット集」を作成・蓄積していくことも、グループ・コーチングによるミーティングなら、比較的スムーズに可能です。

5 スタッフの主体性の高い歯科医院へ変革する

歯科医院へおうかがいして、スタッフとの個別面談を実施した際に、多くのスタッフが口を揃えていうのは、「この歯科医院では、働きがいを感じません」「どうしても仕事に対するモチベーションが上がらないのです」「私たちは、院長のために働いているわけではありません」……などといった、仕事に対するモチベーション低下の問題と院長に対する不満です。

スタッフは、院長とのコミュニケーションの不足から、院長に対する不信感を抱くことが多いのです。加えて、院長がスタッフの意見を聞き入れずに、すべてを独断で決定してしまうことに対する不満もあります。その結果として、モチベーションが低下してしまい、その不満が積もりに積もって退職に至っているケースが多いようです。

歯科医院で来院者満足を最大化していくためには、スタッフの働くことへの満足度向上が欠かせません。スタッフが働きやすい環境づくりを最優先することで、医院経営の円滑化につながるのです。つまり、「スタッフ中心型」の組織づくりこそが、歯科医院経営成功のキーポイントなのです。

★スタッフ中心型の組織づくりのための歯科医院での取り組み例

(1) 定期的にミーティングを実施する

・月に2回程度は、全員参加型のミーティングを開催します。

(2) 朝礼で目標を確認する

・朝礼で、医院全体の目標を確認します。

・スタッフ自身が、自分で判断したことの報告や判断できないことの依頼を徹底すると同時に、コミュニケーションを高める工夫を行います。

(3) 数値目標を全員で共有化する

・保険点数・患者数・自費金額・新患数・リコール率・キャンセル率などの目標数値を、スタッフとの共通目標として設定します。

・これらの数値目標をホワイトボードに記入し、常時、スタッフが確認できるようにします。

(4) プロジェクト・チームを運営する

・ミーティングでは、スタッフごとに役割を与えて、課題についての進捗状況を発表していきます。

・そうすることで、自主的に課題の発見・解決ができるような仕組みづくりを行っていきます。

(5)　**コーチングを実施する**

・院長はスタッフに対して、毎月15分程度のコーチングの時間をつくります。その際には、スタッフの個人目標に対する達成度と、今後の達成のための課題を明確にし、スタッフが自らの成長のために業務に携わっていることを自覚させる取り組みを行います。

(6)　**院長から率先して挨拶を行う**

・スタッフに対して、「おはようございます」「ありがとう」などの言葉を、院長先生が率先して発することで、院内の雰囲気が改善されます。

(7)　**スタッフの両親へ「母の日、父の日のプレゼント・手紙」を贈る**

・母の日や父の日には、院長先生からスタッフのご両親へ感謝の手紙とともにプレゼントを送付して、間接的にも、スタッフのモチベーションを高める努力を行います。

(8)　**スタッフへの感謝の気持ちを手紙にする**

・給料日には、給与明細を渡すだけでなく、「いつも一生懸命頑張ってくれてありがとう。患者様のユニットへの導入うまくなったね」などといった感謝の気持ちを言葉（手紙でも可）に表すようにします。

前記の取り組み例以外にも、さまざまな方法があると思いますが、こうした取り組みを実施することで、スタッフと院長とのコミュニケーションが円滑になり、仕事以外の会話が増えていきます。その結果、スタッフの院長に対するイメージが変化し、指示や依頼に素直に反応できるようになってきます。

それがさらに、患者様とのコミュニケーションが円滑にとれるようになり、他の業務にも主体性をもって取り組めるようになります。そして、医院の業績も好転していくこと間違いありません。

今までのコンサルティング経験からいえることは、院長とスタッフとのミーティングにおいて、院長が歯科医院経営を本気で変えようと思っているということを、スタッフに理解してもらうことからすべてが始まるということです。

コンサルタントに任せれば、業績が向上する、システムが改善されると思っておられる医院では、業績向上は非常に難しいようです。自らが変わるとともに、パートナーであるスタッフと協力して、変化に取り組むことが重要なのです。

ノウハウは学ぶことではなく、実行することが重要です。そして、実行するのはまずは自分自身の変革であり、そうすることで、スタッフとの一体化が可能となりますし、主体性をもって仕事に取り組むスタッフが増えることによって、一人ひとりが戦力化していくことができます。

第7章

事例：ミーティング・朝礼はこうして成功した

1 はじめてのミーティングをこうして成功させた〈事例1〉

◆A歯科医院（関東地方）
◆開　業：18年
◆スタッフ数：歯科衛生士4名、歯科助手4名　計8名
◆ユニット数：6台
◆年間医業収入：1.2億円
◆自　費　率：15％

1年ほど前に、南関東で開業しているA歯科医院から、コンサルティングの依頼を受けました。

コンサルティング前の経営相談で、A院長は、

「以前から、院内の掃除やごみ捨ての順番、シフトについても、評価や賃金に反映させないと、スタッフが動かない状況なのです。どのような些細なことでも、私が指示をしないと動こうとしません。スタッフ自らは動こうとしない風土がどこから生まれたのか、何

が原因なのかを調査してもらえませんか。それさえわかれば、それ以外の経営課題は問題ないのです」

と、スタッフが作り出すマイナスの院内風土を、改善するための方法を指導してほしいと強く要望されました。

A歯科医院は、郊外型のクリニックであり、10台の駐車場と60坪程度の床面積があり、開業してから地域に根ざした診療サービスに取り組んでおり、その地域では知名度の高いクリニックでした。

院長の提出された診療データ・スタッフリストを確認したところ、月間レセプト件数650枚、1日の来院患者数約70人、保険診療が中心で自費率は15％、年間医業収入は、約1.2億円程度、スタッフは歯科衛生士4名、歯科助手4名の計8名でした。

最初に、院長への面談を実施しました。

「それなりに経営努力をしているにもかかわらず、ここ数年は業績が横這いです。コンサルタントをお願いする際にお伝えしたかと思いますが、これはスタッフの意識レベルの問題です。現状では、なかなか良い人材を採用することは難しいですから……」

院長は、医院の現状を分析して、私にこのように説明されましたが、スタッフに責任をなすりつけてばかりで、自身のマネジメントに対する認識の甘さに気づかれていないようでした。

院長との面談に続いて、スタッフとの面談に入りました。

半日かけて、すべてのスタッフとの面談です。その際、スタッフが口をそろえて訴えていたのは、

「A歯科医院で働くことに、大きな不満があるわけではありません。しかし、A歯科医院へ就職して以来、一度も全員で話し合ったことはありませんし、院長が何を私たちに期待しているのか、どのような医院を目指しているのかわかりません。言いたいことがいえ、知りたいことを知る機会をつくってほしいのです」

ということでした。

開院以来、一度もミーティングを実施したことがない点について、スタッフ一人ひとりに改めて聞いたところ、

「院長とのコミュニケーションだけでなく、他のスタッフとのコミュニケーションもとれていないと感じることも多い」

というショッキングな答えです。

その結果、〝決まった時間だけここで勤務して、それなりの給与をもらえればいい〟という意識が蔓延し、何をするにも院長の指示待ちでいいという風土に、クリニック全体が染まってしまったのです。スタッフは、歯科医院の業績ばかりではなく、来院者への関心も低く、ホスピタリティのかけらも感じられない状態でした。

診療終了後のA院長との打ち合わせで、今後の具体的な取り組みの前に、全員で「何のために歯科医院で働いているのか」「自分たちの使命は何なのか」を語り合う場を設けることにしました。これは、ミーティングの効果的な導入方法について検討する第一歩にしたかったからです。

A院長は「今まで、一度もミーティングをしたことがないのですが、当院でもできますか？」「何からはじめればいいでしょうか？」と、ミーティングの実施に不安そうな面持ちでたずねてきました。

開院以来、ミーティングに取り組んだことがないことから、「今まで、一度もミーティングをやったことがないので、私もスタッフも、話し合うことに慣れていないかと思います。スタッフから意見が出なかったり、意見がまとまらなかったりしたらどうしましょう？」と不安はつきないようでした。

そうした場合には、ミーティングの目的に応じて

- ●ミーティングのすすめ方を変えていくこと
- ●事前の準備を効果的にすすめていくこと
- ●ミーティングの目的を明確化すること

など、ポイントさえ押さえていけば問題ないことをお伝えしました。

A院長から「ミーティングを実施する際に、前もって決めておくことはありますか」と

いう質問がありました。それに対して、

「ミーティングを行う場合は、毎回、司会者を決めておくことです。司会者は、全員が順番に分担していくほうがよいでしょう。また、書記も決めて議事録を残しておくことで、フォローアップできる体制にすることも忘れないでください」

「どれくらいの時間でミーティングを開くかも重要です。長時間、取り組んでも集中力は持続しませんから、ミーティングは1時間以内にしてください」

というアドバイスをしました。

その後、はじめてのミーティングを開催したA歯科医院から電話が入り、思いのほか、スタッフの反応がよく、積極的に意見交換ができたという結果報告がありました。

「みんなが情熱をもって取り組むことで、解決策が見つかりますし、ミーティングを開催することで、一体感が生まれてきました。その結果、今まで以上に患者様へ、良いサービスを提供することができるようになり、本当に感謝しています」

ミーティングの導入に取り組む前は、不安でしようがない状況であったA院長から、別人のようなうれしい声を聞くことができました。A歯科医院では、ミーティングの導入が、全員の目標共有化につながり、より良い治療・サービスへ取り組むきっかけとなっていったのです。

2 ミーティングの実施手順と実際例

司　会「起立、ただいまより、4月7日（月）のミーティングを開始します。よろしくお願いいします」

全　員「よろしくお願いいします」

司　会「今日の議事録は千葉さん、タイムキーパーは埼玉さんです。よろしくお願いします」

司　会「全員でクレド（医院・スタッフの信条）の唱和をお願いします」

司　会「クイント歯科クリニック・クレドの唱和を行います。一、私たちは、クイント歯科クリニックの患者様、スタッフをはじめ、私たちに関わるすべての人びとに笑顔で接します」

全　員（復唱）

～以下、クリニックの各クレドを唱和～

司　会「着席、院長先生お願いします」

院　長「今日は、当初の予定どおり、院内環境チェックを行います。現状のクリニックで問題だと感じる部分を列挙して、改善方法を検討していきましょう。クリニックは常に変化することが重要です。些細なことであっても改善事項があったら報告してください」

司　会「院長先生、ありがとうございました」

司　会「今月の目標達成状況の報告を、宇都宮リーダーお願いします」

宇都宮「今月の売上高は、目標600万円に対して650万円、保険点数が目標40万点に対して38万点、自費金額は目標200万円に対して270万円でした。保険点数はキャンセルが多いことや、新患数の不足から達成できませんでしたが、自費金額が目標を上回り、総合計では目標達成となりました。これも、メンバーの皆さんの頑張りの成果です。皆さん、ありがとうございました。来月は、キャンセルの削減に取り組むことで保険点数をクリアして、それに自費を上乗せするかたちで連続達成といきましょう。皆さん、達成の拍手をお願いします」

全　員（拍手）

司　会「グッドアンドニューの報告を前橋さんからお願いします」

前　橋「昨日、いつも怖い表情で来院される○○さんから、〝いつも感謝してるよ〟と声をかけていただきました。歯科医院へ来院すること自体が嫌なのかなと思っていたので、感謝の気持ちを聞くことができ、本当にうれしかったです」

司　　会「それは、よかったですね。前橋さんの気持ちが伝わったのですね。皆さん、拍手をお願いします」

司　　会「それでは、前橋さん、次の発表者にバトンタッチしてください」

～グッドアンドニューに関して、全員が発表～

司　　会「次に、各プロジェクトの進捗状況の発表をお願いします。それでは、イベントプロジェクトの横浜さんお願いします」

横　　浜「前回の決定事項は、ひなまつりに際しての予防啓蒙セミナーの開催についてでした。内容は、セミナー参加者へキシリトールガムをプレゼントするということでしたが、これは想像以上に喜ばれました。参加者の皆さんからたくさんのうれしい声（感想文）をいただきましたので、後ほど回覧します」

今回の提案事項は、七夕に際してのイベントについてです。どのようなイベントやセミナーを開催することで、来院者への啓蒙、満足度アップにつなげるかを検討していきたいと思います。皆さん、ご意見をいただけますでしょうか？」

参加者A「七夕ですから、笹と短冊を用意して、願い事を書いてもらうというのはどうでしょう？」

参加者B「それはいいですね。笹は、私が用意できますよ。短冊は、Aさんに作成をお願いしていいですか？」

参加者A「わかりました。Bさん、協力ありがとうございます」

〜各プロジェクトの発表が続く〜

院　長「それでは、院内環境チェックを行いますので、待合室に集合してください」

〜待合室に移動〜

「日ごろ、皆さんは、スタッフ通用口から出入りしているので、待合室は掃除の時くらいしか入室する機会がないかと思います。だからこそ、このような環境チェックの機会が必要だと感じています。今日は、患者さんの気持ちになって、改善点をあげてみてください」

〜数分間待合室を観察した後に……〜

参加者C「雑誌の種類が少なすぎると思います。当院のターゲットは30代の女性であるにもかかわらず、ファッション雑誌・料理雑誌が1冊ずつというのは少なすぎるのではないでしょうか？」

参加者Ｄ「そうですね。私もそう思います。それに加えて、壁への掲示物が多すぎてターゲットの女性が満足していないのではないでしょうか？　待合室をただ単に待つだけの場所としてとらえるのではなくて、非日常性を感じるくつろぎの空間にしてはどうでしょう？」

～意見が続く～

院　長「皆さん、貴重な意見をありがとう。今日のような意見交換と改善の積み重ねが医院をよくしていきます。今後も、定期的に来院者の視点で改善点を検討していきましょう」

全　員「はい、わかりました。先生、常に環境を改善することって大切なんですね！」

院　長「そうだね。これからも、変わって失敗をすることを恐れるよりも、変わらないことがもっとも悪いことだと思って、改善に取り組んでいこう。ミーティングは、これで終了するけど、午後の診療も頑張ろう！」

司　会「それでは、これで４月７日の全体ミーティングを終了いたします」

司　会「何か連絡事項はありませんか？」

司　会「それでは、お疲れ様でした。午後の診療も頑張っていきましょう！」

3 朝礼を実施することで、コミュニケーション不足が解消された〈事例2〉

◆B歯科医院（東海地方）
◆開　　業：5年
◆スタッフ数：歯科衛生士2名、歯科助手4名　計6名
◆ユニット数：5台
◆年間医業収入：8千万円
◆自　費　率：60％

6ヵ月ほど前に、東海地方のB歯科医院からコンサルティングの依頼を受けました。

B歯科医院は、開業5年を経過していますが、開業以来、スタッフの定着率が悪く、院長は絶えず不安をかかえていました。私がうかがう6ヵ月前には、すべてのスタッフが退職するという出来事があったようです。

業績に関しては、B先生の診療技術の高さが地域で評判になっているようで、1日患者数は25人程度ですが、自費率は60％を超えている状況でした。

コンサルティング初日に行った、現有スタッフとの面談では「何を目指しているのか、何をしたいのか、院長の考えがわかりません」「院長は、私たちに〝どうしたいの？〟といつも聞くけれど、院長自身がどうしたいのかを聞きたいんです」と、院長とのコミュニケーションに関しての要望がたくさん出てきました。

次に、院長との面談に入りました。

「朝礼は行われないのですか？」という質問をすると、「必要だと思っているのですが、あまり話題がありません。わざわざ、定期的に時間をつくるよりも、伝達する必要のあるときに話をすればいいと思っています」という具合で、朝礼に関心がないわけではないけれど、現状では必要性を感じないという態度をとられていました。

B歯科医院でのコンサルティングの中で、取り組んだことのひとつに診療時間の変更がありました。B歯科医院では、１日の来院患者数が25人程度にもかかわらず、９時から20時までの11時間という長時間の診療を続けていました。結果として、院長自身が診療に長く携わらなくてはならず、診療以外のことに目が行き届かないこと、そしてスタッフとのコミュニケーション不足が日常的になり、不協和音の元になっていたのです。

B先生との打ち合わせで「患者数が多くて、来院者の次回のアポイントが取れない状況であれば、長時間診療もやむを得ないかと思いますが、今の状況で長時間診療されても、業績への効果は期待できないのではないでしょうか。それよりも、診療時間を短縮されて、短時間でも診療とサービスの質を充実されたり、スタッフとのコミュニケーションの時間をとったりしたほうが効果的ですよ」と、診療時間の短縮を提案しました。

B歯科医院の場合、診療時間短縮のリスクよりも、そうすることでスタッフ間のコミュニケーションが活性化したり、朝礼や終礼を実施することで、院長とのコミュニケーションの円滑化につながる可能性が高いと考えたのです。

こうして、B歯科医院では、診療時間を短縮することで、朝礼・終礼に取り組む機会をつくることができました。ちなみに、朝礼を行うメリットは次のとおりです。

〈朝礼を行うメリット〉

- ●院長の考え、医院の理念を認識することでスタッフのモチベーションがアップする
- ●知るべき情報を全員が共有することができる
- ●スタッフ全員の状態を表情から確認することができる
- ●経営者のビジョンや価値観を伝える機会ができる
- ●院長とスタッフ間、スタッフ同士のコミュニケーションが円滑化する

朝礼に取り組む前は、不安そうなB院長でしたが、私から、

「毎日、顔を合わせて診療に取り組むわけですから、ちょっとした連絡事項でもよいのです。たとえば〈○○さんは、今日で矯正のブラケットがはずれる予定ですので、みんなで〝頑張ったね〟の一声をかけてあげてください〉ですとか〈今日、○○さんがキャンセ

ルになりましたので、空いている時間にミーティングを行います〉など、何でもよいのです。Ｂ先生、難しく考えないでトライしてみてください」とアドバイスをしましたら、「そうですか。それくらいの内容であれば、私にもできそうです」と、意欲的な姿勢をみせ、朝礼がスタートしました。

Ｂ歯科医院では、朝礼を実施することで、院長先生が、スタッフ一人ひとりのコンディションや仕事に対するモチベーションを確認できるようになりました。

たとえば、院長が「○○さんは、元気がないように感じるな。昨日、何かトラブルでもあったのかな」というように、スタッフ一人ひとりの仕事への意欲や心理状態を理解できるようになり、スタッフへの関心が増大するきっかけとなったのです。

それをきっかけに「○○さん、最近、どうなの？」などと、今まで見られなかった、スタッフへのちょっとしたひと言もかけられるようになってきました。

Ｂ先生は「人間は、いくつになっても、誰かに気にされているということに喜びを感じるものなのですね。こうした小さなことの積み重ねが、無味乾燥な組織になるか、コミュニケーションの円滑な活力のある組織になるか、分かれてしまうということを、改めて感じさせられました」とおっしゃっていました。

どんな状況の医院でも、きっかけさえあれば改善はすすみます。Ｂ歯科医院では、朝礼・終礼を経営改善のきっかけとして、医院改革に取り組んでいったのです。

4 朝礼の実施手順と実際例

司　会「みなさん、おはようございます」

全　員「おはようございます」

司　会「それでは、9月16日（火）の朝礼を行います。院長先生、連絡事項をお願いします」

院　長「おはようございます。本日は、15時から53歳男性、山本太郎さんのインプラントオペが入っています。アシスタントに大阪さんと奈良さんお願いします。なお、今月はリコールの反応状況がよくないので、各自リコール対応、予防指導時の患者様とのコミュニケーションを徹底してください。本日もよろしくお願いします」

全　員「よろしくお願いします」

司　会「他の方で、連絡事項はありますか」

（神戸先生、挙手）

司　会「神戸先生お願いします」

神　戸「おはようございます。先日、チェアで長い間待っていらっしゃる患者さんがいました。誘導の際には、中の状況を確認してからの誘導をするようにしてください。本日もよろしくお願いします」
全　員「よろしくお願いします」
司　会「都さんお願いします」
（カウンセラー都、挙手）
都「おはようございます。本日のカウンセリング予定者ですが、10時から42歳女性、斉藤優子さんが補綴カウンセリング、11時30分から、佐藤大輔さん男性28歳の初診カウンセリング、15時から18歳女性、鈴木恵子さんのセカンドカウンセリングが入っています。カウンセリング中のフォローよろしくお願いします。また、本日は、13時から13時30分まで3名の症例検討会を神戸先生にお願いしています。参加可能な方はご出席ください。本日もよろしくお願いします」
全　員「よろしくお願いします」
司　会「その他の方、連絡事項はありませんか」
全　員「とくにありません」
司　会「それでは、三重さん、経営数値の現状とその推移について報告をお願いします」

三　重「おはようございます。9月16日（火）現在、リコールカード発送枚数96枚に対して、リコール来院者数21名で、リコール反応率は22％となっています。今月の目標リコール反応率70％には、あと46名が必要です。担当衛生士の方、リコール対応電話の徹底をお願いします。キャンセル者数が、予約者数４１３名に対して94名で、キャンセル率22％と目標15％に対して大幅に上ブレしています。受付の方、キャンセル待ち予約の方への電話連絡の徹底をお願いします。本日もよろしくお願いします」

全　員「よろしくお願いします」

司　会「それでは、各自、本日の取り組みに関する発表をお願いします。まずは院長先生からお願いします」

院　長「私は、今月の重点取り組み事項【スタッフ一丸となって、来院者の方の口腔内に対する意識を高める】を実践するために、先日導入したアニメーションソフトを、すべての患者さんに対して活用します」

全　員（拍手）

和歌山「私は、今月の重点取り組み事項【スタッフ一丸となって、来院者の方の口腔内に対する意識を高める】を実践するために、新患の方へのお礼状に対して、デンタルＩＱを高めるための歯科情報を盛り込みます」

全　員（拍手）

～この後、全員が今月の重点取り組み事項に関して発表を行う～

司　会「それでは、本日の挨拶とクレドの唱和、大津さんお願いします」
大　津「おはようございます」
全　員「（復唱）おはようございます」
大　津「こんにちは」
全　員「（復唱）こんにちは」
大　津「こんばんは」
全　員「（復唱）こんばんは」
大　津「ありがとうございます」
全　員「（復唱）ありがとうございます」
大　津「失礼しました」
全　員「（復唱）失礼しました」
大　津「いかがなさいましたか」
全　員「（復唱）いかがなさいましたか」
大　津「お大事になさってください」

全　員「（復唱）お大事になさってください」

大　津「お気をつけてお帰りください」

全　員「（復唱）お気をつけてお帰りください」

大　津「クイント歯科クリニック・クレドの唱和を行います。一、私たちは、クイント歯科クリニックの患者様、スタッフをはじめ、私たちにかかわるすべての人びとに笑顔で接します」

全　員（復唱）

～以下、クリニックの各クレドを唱和～

司　会「それでは、本日も張り切っていきましょう」

全　員「よろしくお願いします」

〔著者のプロフィール〕
寶谷　光教（ほうや　みつのり）
中小企業診断士。大学卒業後、メーカー勤務を経て、2001年から船井総合研究所にて経営コンサルティング活動に従事し、2005年に独立。現在、株式会社デンタル・マーケティング代表取締役社長。指導先の歯科医院は、船井総合研究所時代を含めると、数年間で100を超えており、多数の成功事例をつくってきた歯科医院専門のトップコンサルタントとして知られている。歯科医院の現場で起こるさまざまな問題に対して、他業界でのコンサルティングの成功事例を交えながら実践的な改善策を提案するのが特長で、高いコンサルティング成功率を誇っている。主な著書に、歯科医院経営実践シリーズVol. 6『3ヵ月で医院が変わる　勝ち組歯科医院経営55のポイント』がある。
〔連絡先〕 ㈱デンタル・マーケティング
〒135-0064　東京都江東区青海二丁目45番　タイム24ビル　4F
TEL　03-3570-2011　　FAX　03-3570-2012
http://www.dental-m.co.jp　　E-mail　dm@dental-m.co.jp

大崎　政雄（おおさき　まさお）
1976年神奈川大学工学部工業経営学科卒業。事務機メーカーに入社後、1980年（学）産業能率大学に入職。現在、同大学総合研究所主幹研究員として、ＩＥ（インダストリアル・エンジニアリング）を中心に、企業のコンサルティング・研修などで活躍。システマティックなミーティングのすすめ方を提唱している。主な著書に『作業の改善』『会議の技術と運営』などがある。

〔歯科医院経営実践マニュアル〕
驚異のミーティングで医院経営が変わる

2008年7月10日　第1版第1刷発行

著　　者　寶谷《ほうや》　光教《みつのり》
　　　　　大崎《おおさき》　政雄《まさお》

発 行 人　佐々木一高

発 行 所　クインテッセンス出版株式会社
東京都文京区本郷3丁目2番6号　〒113-0033
クイントハウスビル　電話(03)5842-2270(代　表)
(03)5842-2272(営業部)
(03)5842-2280(編集部)
web page address　http://www.quint-j.co.jp/

印刷・製本　サン美術印刷株式会社

ISBN978-4-7812-0024-8　C3047

定価はカバーに表示してあります

歯科医院経営実践マニュアル

第16弾

歯科衛生士であり、心理学者である著者が、
患者さんの言動から患者さんの本音をつかむ
コミュニケーション術・インタビュー術を教える！

心理セラピストが贈る 魔法のコミュニケーション

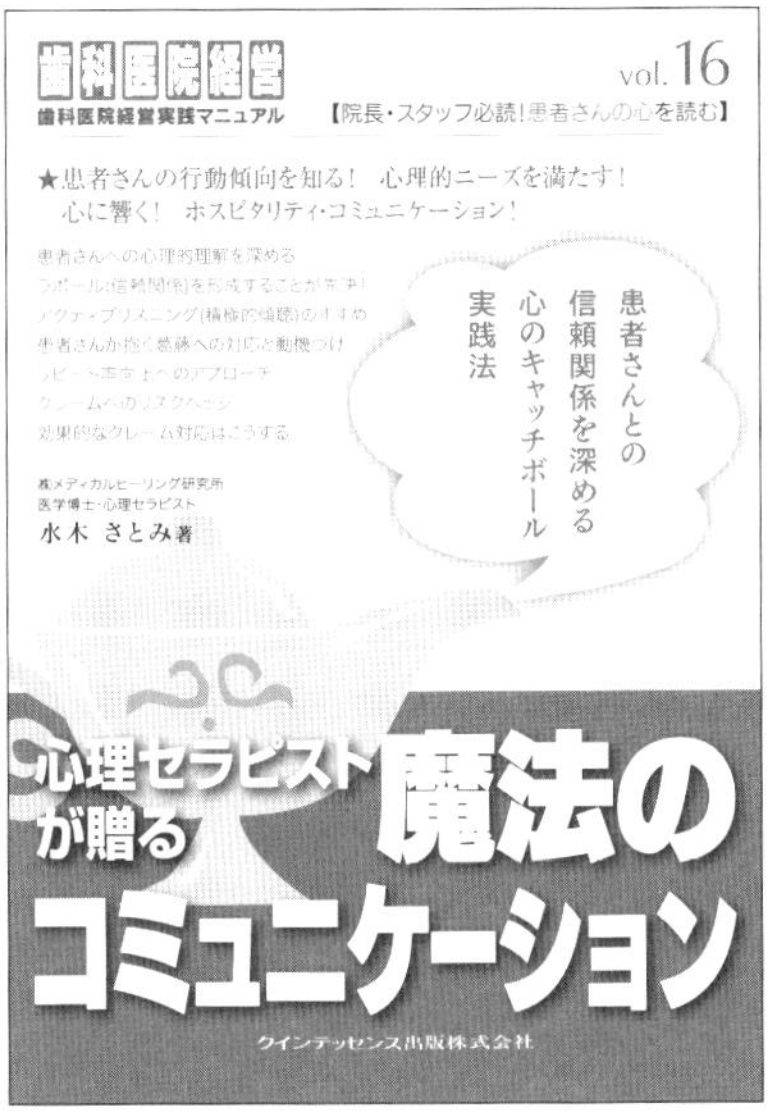

心理学・行動科学をベースに実例で教えるコミュニケーション技術！
心理セラピストとして心理カウンセリング・コミュニケーション研修を実践してきた著者が、患者さんの心理的ニーズを理解し、サポートする初診時インタビューの心得、ラポール（信頼関係）を形成する技術、アクティブリスニング（積極的傾聴）のすすめ、患者さんの葛藤（迷い）に対応し、サポートし、自己決定に導くプロセス、患者さんの言動から読み取る行動傾向とその対応法、リピート率を向上させるためのアプローチ、今後増えると予測されるクレームに、心理分析を通して効果的に対応する実践技法などを実例と図解で解説。
歯科衛生士・受付スタッフ必読！　患者さん掌握術をマスターできる！

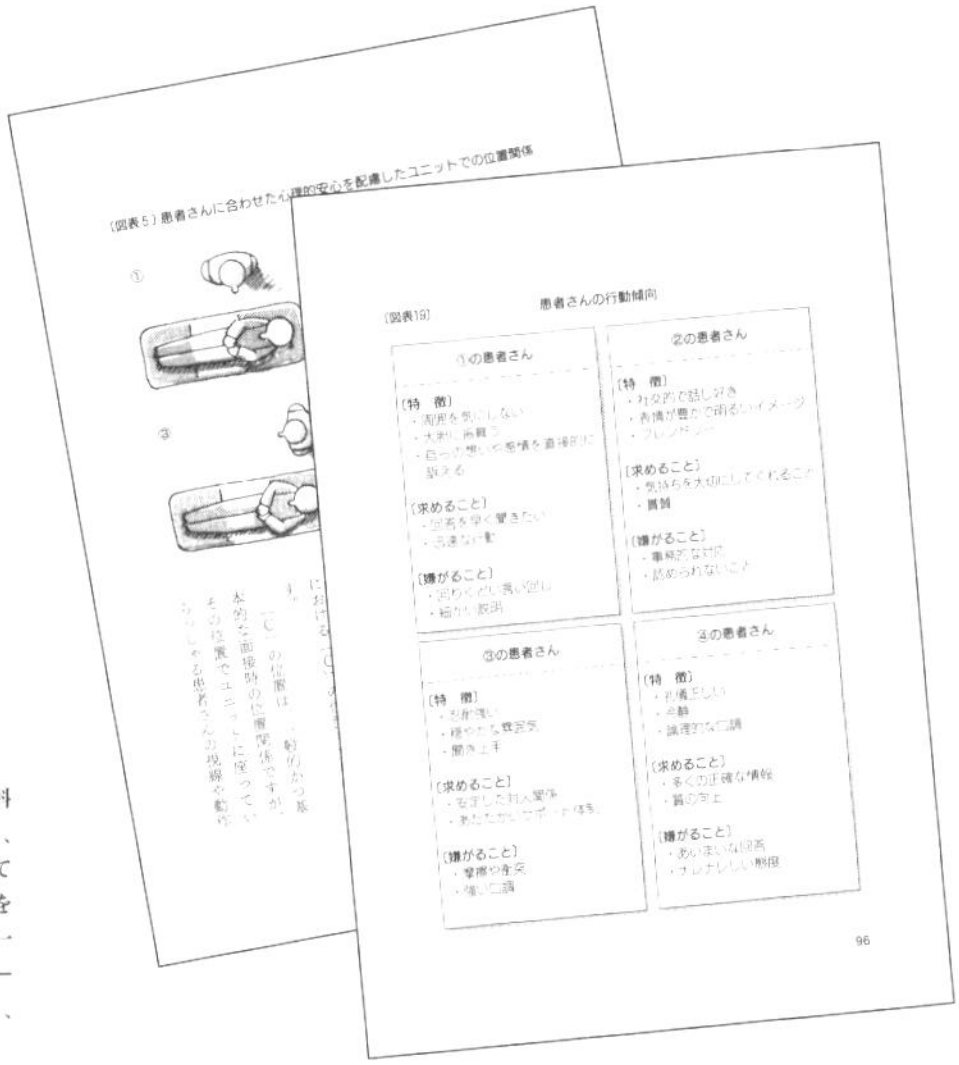

水木さとみ
㈱メディカルヒーリング研究所
医学博士・心理セラピスト・歯科衛生士

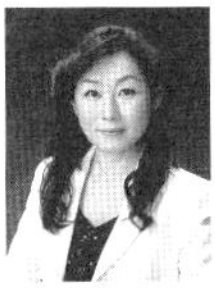

法政大学社会学部、日本歯科大学付属歯科専門学校歯科衛生士科卒業後、渡米。帰国後、各種心理療法を修得し、横浜市立大学医学部口腔外科学講座、精神医学講座にて研修、医療現場にて患者さんに向けてカウンセリングを実践。同大学より医学博士の学位を授与。医療・企業・一般に向けて、心理学・行動科学にもとづいたコミュニケーション、心身医学にもとづいたストレスマネジメント、アンチエイジングセミナーや講演で引っ張りだこ。

●サイズ:A5判　●168ページ　●定価:2,100円（本体2,000円・税5%）

クインテッセンス出版株式会社
〒113-0033 東京都文京区本郷3丁目2番6号 クイントハウスビル
TEL. 03-5842-2272（営業）　FAX. 03-5800-7592　http://www.quint-j.co.jp/　e-mail mb@quint-j.co.jp